名老中医未刊书系

叶秉仁

医论医案

黄　煌　主审

叶秉仁　著

陈祥生　整理

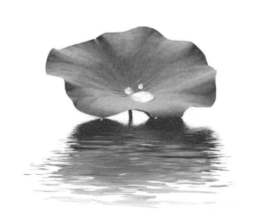

中国健康传媒集团

中国医药科技出版社

内 容 提 要

叶秉仁先生秉承龙砂流派，融汇新知，衷中参西，一生致力于中西医结合的临床探索，被誉为"江阴中医界实行中西医结合之先驱"，从医近60年，用中西两法活人无算，"是老一辈名中医中能出急诊一线、上得了门诊，管得了病房的为数不多的中医实干家"。本书收集整理了叶秉仁先生的医疗经验，对临床大有裨益。

图书在版编目（CIP）数据

叶秉仁医论医案 / 叶秉仁著；陈祥生整理 . — 北京：中国医药科技出版社，2018.7

（名老中医未刊书系）

ISBN 978-7-5214-0216-2

Ⅰ . ①叶… Ⅱ . ①陈… Ⅲ . ①医论—汇编—中国—现代 ②医案—汇编—中国—现代 Ⅳ . ① R249.7

中国版本图书馆 CIP 数据核字（2018）第 075840 号

美术编辑 陈君杞
版式设计 也 在

出版 **中国健康传媒集团** | 中国医药科技出版社
地址 北京市海淀区文慧园北路甲 22 号
邮编 100082
电话 发行：010—62227427 邮购：010—62236938
网址 www.cmstp.com
规格 710×1000mm $\frac{1}{16}$
印张 14 $\frac{1}{4}$
字数 201 千字
版次 2018 年 7 月第 1 版
印次 2018 年 7 月第 1 次印刷
印刷 三河市国英印务有限公司
经销 全国各地新华书店
书号 ISBN 978-7-5214-0216-2
定价 **45.00 元**

编　委　会

严序

江阴历史悠久，人文荟萃，有着五千年文明史。江阴中医源远流长，素有"中医之乡"美称，历代名医辈出，薪火相传，形成了龙砂医学流派。宋亡后，当时的大文学家陆文圭隐居江阴华士讲学传道，培养了大批文人和医者，为龙砂医脉奠定了基础，形成了龙砂医学流派学术思想的核心。清嘉庆元年（1796）孔广居《天叙姜公传》记载："华墅（今称'华士'）在邑东五十里，龙、砂两山屏障于后，泰清一水襟带于前，其山川之秀，代产良医，迄今大江南北延医者，都于华墅。"著有《风痨臌膈四大证治》的姜礼，温病学家柳宝诒，经方家曹颖甫，针灸学家、教育家承淡安等。近现代更是涌现出一批能看病、疗效好、知名度高的名老中医，他们为江阴的卫生事业做出了卓越的贡献，在中医同道和人民群众中享有崇高声誉，叶秉仁先生便是其中的一位。

由陈祥生先生整理的《叶秉仁医论医案》，对江苏省名中医叶秉仁老先生一生的医学经验和思想进行了整理与挖掘，内容翔实，脉络清晰。叶老先生凭借自己深厚的理论修养、丰富的临床经验，突破了中西医间难以沟通交融的障碍，达到学贯中西的境界。本书充分反映了叶老先生摒除中西医治病的门户之见，讲求"学术无国界，治病在疗效"的学术特点。本书也为"求术无路、求法无门、求问无处"的中医、西医学子开辟了捷径，对于经验传承、启迪后学、探索中西医结合的发展都具有十分重要的价值。

中医药学是中国古代科学的瑰宝，也是打开中华文明宝库的钥匙。当前正值国家大力发展中医药事业，实行中西医并重的方针，中医药事业焕发出新的生机和活力。先人智慧的积淀，是中医药事业发展的根脉所在；今人推陈出新，是中医药事业发展的动力之源。在传承中创新，在创新中传承，是中医药生生不息、发扬光大的必然选择。我们要不断发掘江阴中医药文化的精髓，加以创造性丰富和创新性阐释，使其精神实质更好地与"互联网＋中医药"思想理念有效融合，为江阴中医药事业发展添砖加瓦。

值此书正式出版之际，是以提笔为序，以示祝贺之诚！

江阴市卫生和计划生育委员会党委书记、主任
严军明
2018 年 5 月

龚序

叶秉仁先生出生于江阴华士中医世家，是叶氏传人第 12 代、江苏省首批名中医、龙砂医学的中流砥柱，更是江阴医家的杰出代表。叶老行医近六十载，其融通中西，医德医风、学术造诣独树一帜，受到家乡中医人的敬仰。

一、勤求古训，师古不泥

叶老幼承家学，身沐先泽，锲而不舍，学日进而技日精。他心织手耕，启幽发微，广罗博采，援古证今。参以临床实践所得，撰写专著多部。年近古稀，学成功就犹虚怀若谷，勤学好问，壮心未已，奋进不息。

他大胆提出三焦的实体和病理改变与淋巴系统近似，主要表现在水液代谢和营卫气血的失常。其理论能有效地指导温病卫气营血的辨证治疗，在杂病方面，诸如风水、咳喘水肿、鼓胀、悬饮等疾患，运用三焦水液代谢失常的机制，使用疏通三焦的思想指导治疗，取效显著。

二、惟是惟效，不执古方

"学术无国界，治病在疗效。"叶老以雄厚的中医理论为主导，兼容西医精华的思路，取其所长，为我所用，是江阴医界中西结合之先驱。

叶老学验俱丰，善于总结，据其临证经验总结出许多自拟方，如治疗乙脑的银翘青板汤，治疗流脑的银翘清解汤，治疗细菌性痢疾的二苋清肠饮，自拟协定方治疗上呼吸道感染，治疗急性肾炎的银蝉玉豆汤，治疗慢性乙型肝炎的黄金白丹汤，逐肝硬化腹水的消水丹，治疗泌尿系统结石的三金虎石汤加减，治疗肺结核的双百保肺汤，治疗高血压病、高脂血症的桑菊降压汤等等，至今沿用不衰。

三、仁心仁术，大医精诚

"医生无论在思想品质、服务态度方面，还是在医疗业务技术方面，都时时刻刻在接受病员群众的检验。"霍乱流行、乙脑感染，有叶老忙碌的身影；年高病人粪块塞于直肠，痛苦难耐，叶老亲自抠挖；送医送药、疾病普查，有他情切的身影。

医学不是割裂的。道非术而不立，术非道而不行。叶老看的是病，救的是心；开的是药，给的是情。

因其在中医药事业发展上做出的突出贡献，叶老被授予"江苏省卫生先进工作者""江苏省名老中医""江阴县（现江阴市）劳动模范"等荣誉称号，不计其数。

四、情钟桑梓，嘉惠后学

拳拳赤子心，悠悠故乡情。他循循善诱，谦虚谨慎，是公认的"老好人"，对后学更是如此。"年龄越大，就意味着今后的时间愈短，我要在有生之年能为人民多做一些工作……再累只累我一个人，换来的却是许许多多人的欢乐和幸福。"正是叶老一生孜孜以求的心灵写照。

"莫道桑榆晚，杏林遍地春。"叶老先后带教学生百余名，无私传授，孜孜汲汲，诲人不倦，提携后学，不遗余力，毫无门户之见，无论是师门弟子，还是进修学生，均视同己出。他授业恩重，不知有私，倾囊相授，每问必答，答必详尽。叶老的学生目前均活跃在医疗、教学、科研第一线，成为中医事业的栋梁之材。这一切既缘于叶老年轻时的梦想，缘于他对中医事业的信念，更缘于他对"大医精诚"精神的体悟与践行。

一切伟大的事业都需要在承前启后、继往开来中推进。恰逢叶老诞辰110周年纪念，其婿陈祥生老院长辑录整理出版本书，不正是对叶老最好的缅怀！让我们学习继承叶老做人、医人、育人的大医精诚、无私奉献精神，传承先贤，引领后学，共同为丰富中医学瑰宝，发挥中医药优势，造福人类健康，做出我们应有的时代贡献。

高山仰止，景行行止。虽不能至，然心向往之。这是我们对老一辈中医药学专家叶秉仁先生最好的纪念。

江阴市中医药学会会长、江阴市中医院院长

龚 伟

2018 年 6 月

《叶秉仁医论医案》终于在其诞辰110周年之际和大家见面了，这是值得庆贺的。

叶秉仁先生1908年出生于江苏江阴华士镇。根据宗谱记载，祖上叶慎南于明代万历三十年间（1603）从浙江金华兰溪，携带药箱，沿路治病，至江阴华士侨寓。叶氏家族在华士九代为医，《珍本图书集成·龙砂八家医案》收有《叶德培先生方案》，叶德培乃华士叶氏四世（清乾隆时）。叶氏家族在当地行医300余年，直到第十二代传人叶秉仁先生因工作需要（1966）被组织调到江阴澄江医院（江阴中医院前身）。叶氏家族是中医界龙砂流派的重要组成部分。

叶秉仁先生1931年毕业于上海中国医学院，不仅攻读了中医学经典，还学习了西医基础知识；1935年冬考入南京中央国医馆特别研究班，深研中医经典一年；1947年，又赴无锡医事人员讲习班进修西医一年。叶老中医理论娴熟，又兼通西医，学术造诣深厚，行医近60年，临床经验丰富，技艺精湛，德高望重，名扬遐迩，1978年叶老被定为江苏省名老中医，并获省卫生先进工作者称号；1981年晋升为主任中医师，在省内外享有很高声誉。

叶秉仁先生治学严谨，锤心诣志，虽熟读"四大经典"，仍虚怀若谷，精益求精；诊余以读书为乐，手不释卷，并收集中西杂志资料和民间方药，广摭笔记达百万余字；授徒带教，循循善诱，言传身教，教学相长，先后培养中医骨干百余名，有的已成为高级中医研究人才。在工作之余，叶老积极撰写论文、医案等文章，均刊登于杂志、文集，或各级学术会议交流文集。

本书的核心内容——第二部分的29篇文章及第三部分的45例脉案均是叶老生前发表过的作品。当年叶老已至耄耋之年，仍忙于诊疗，惜车祸猝然，书稿尚未系统整理而出版，深以为憾！时至今日才由后辈及学生们收集编纂，是为遗憾。

多年的临证实践，让叶老明确了"学术无国界、治病在疗效"的科学理念。"辨病与辨证相结合，为病人选择最佳治疗方法"的务实观点成了他行医的自觉信念和特色；人们尊敬地评价他是"江阴中医界实行中西医结合之先驱"。学生们评价他是"满腹经书而脚踏实地的医圣""是老一辈名中医中能出急诊一线、上得了门诊，管得了病房的为数不多的中医实干家"。

"中西医结合"的理念必然反映在本书中，也便成了本书的一大特色，它有着中医古籍的韵味，但又不局限于传统风味，它与当今活跃在中医岗位上的中医师们有着大量的共同话语，中西医结合火焰的淬炼让中医学宝库更显博大光辉！

叶秉仁先生在龙砂医学的发展史上留下了鲜明的时代足迹。他在传承中医学经典的同时，以开放的理念和包容的精神，在近 60 年的医疗实践中，将中医数千年经验积累的原创优势，与现代科学技术相融合，自觉从病证结合中努力探索，为病家谋高效，为中医谋发展，成功锻造了一位被世人称颂的医家。龙砂医学"利济疾苦，师古立新"的学术传统在他的医疗生涯中得到了充分的体现，他是江阴龙砂医学流派 20 世纪的代表性医家。

本书的出版得益于党的振兴中医政策，凝聚了社会各方面的积极力量，这里有江阴中医界"龙砂学社"的发起和赞助；叶老先生后辈提供原始文稿、照片，并致力编纂；南京中医药大学国际经方学院黄煌院长统筹谋划精心审阅，并邀弟子黄波博士做了大量卓有成效的整编工作；江阴市卫生和计划生育委员会、中医药学会、中医院大力支持；无锡地区龙砂医学流派传承工作室关心帮助；尤其是中国医药科技出版社的悉心指导；叶老先生的多位学生在繁忙的工作之余为成书倾力相助。在此，我们一并表示衷心感谢！

本书的出版，收集整理了叶秉仁先生的医疗经验和简约生平事迹，相信对于传承叶老的中西医结合诊疗经验、弘扬叶老优良品质、提高为人民服务水平、研究龙砂医学特色等定能发挥良好作用。

本书编辑整理过程中虽已精心尽力，但水平所限，难免会有欠缺及不当之处，敬请读者不吝指正。

江阴市《龙砂学社》社长

陈祥生

2018 年 6 月

目录

经典医案 / 143

叶氏方歌 / 185

附 录

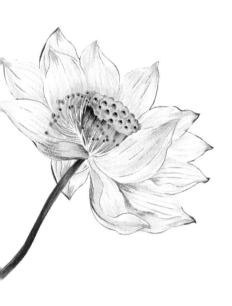

医家小传

叶秉仁（1908~1994），名炳成，江苏省江阴华士人，先后在华士中心医院、华士地区医院、澄江卫生院、江阴县（现江阴市）中医院从事临床、教学和行政管理工作。曾任江阴县华士人民诊疗所副所长、华士中心医院副院长、江阴澄江医院（江阴县中医院前身）主任中医师、江阴县（现江阴市）医学会常务理事、江阴县（现江阴市）第二三八届人民代表大会代表。曾被评为江阴县（现江阴市）劳动模范、江苏省卫生先进工作者、江苏省名中医。曾获无锡市卫生局颁发的从医五十年荣誉证书。

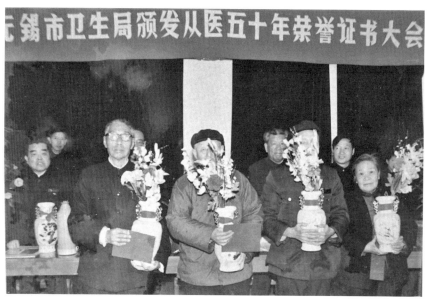

叶秉仁在从医五十年荣誉证书颁发大会上（前排左二）

一、传承家学，笃志中医

叶秉仁先生是江阴龙砂医学流派代表性医家。龙砂医学流派发源于江阴华士龙山砂山一带，其重要学术特点是"利济疾苦，师古立新"。叶秉仁先生秉承龙砂流派特色，治学严谨，融汇新知，衷中参西，一生致力于中西医结合的临床探索，从医近 60 年，用中西两法活人无算，是江阴中西医结合的先驱，是江阴中医急诊病房的创始人。叶秉仁先生以其刻苦勤奋的优良作风、严谨求实的治学态度、敢于攀登的开拓精神、虚怀若谷的道德情操，以及全心全意为人民服务的高尚品德而被后人所敬仰和称赞。

叶秉仁祖上为多代世医，据云：医业传至第七世叶应昌，望气色而决生死，治病神效，名噪一时。所著医书《袖中金》上下二卷，《叶氏珍箧秘方》十二卷，因家贫未梓，毁于乱世。其父十一世叶慎之，经商起家，且粗通医理，每处方以方便亲邻，先生习中医，乃尊父命，旨在恢复祖业。先生原名炳成，后私谓业医者必秉性仁厚，乃万利济疾苦，故字秉仁自以砥砺。先生1927年就读于上海国医学院，期间除系统地学了中医四大经典著作外，还学习了西医解剖、生理、病理等基础知识。四年后毕业返乡，开始了岐黄生涯。

二、拜师苦读，博采众方

叶老早年主要以诊疗时病为主。1932年春，热性疫病的流行，病来势急暴，传变迅速，以季节言应属春温，以流行情况观，似为"瘟疫"，西医谓"流脑"。当时西医尚无特效药问世，故死亡率较高。为此往往谈虎色变，人心惶惶。先生初出茅庐，及锋而试，对西医学的"流脑"早有感悟，治疗思路受益于余师愚，在临床上采用卫气营血理论辨证时，每考虑其病理实质，用清瘟败毒饮且重用石膏，以玳瑁代犀角，并加银花、连翘、葛根等味，成功救治了许多重危病人。从此，求诊者日增，由于初试应手，尝到了中医中药的甜头，故难免沾沾自喜，误认治医不难，毋庸深究医理，不意春温过后，杂病涠来，便穷于应付。后思医乃仁术，倘学验不丰，误人必多，辨证不明，杂药乱投，则将为不操刃之杀人术矣。遂于1935年春赴笈锡邑，从闽籍名医魏霴观先生门下，临证一年，以广见闻。1935年底考入南京旧中央国医馆特别研究班，继续钻研中医基础理论1年，遂后悬壶家乡，辨证施治，思路较宽，承古纳新，医业复兴。

叶秉仁先生以"勤求古训，博采众方"作为座右铭，勤奋好学、刻苦钻研，因日常诊务繁忙，常利用早起晚睡来挤时间读书，系统学习各家学说。1966年4月从华士医院调入澄江医院工作后不久，治一哮喘持续发作的病人，倚息不得卧已达三昼夜，遍尝西药而鲜效，输氧亦难维持。叶老循症辨证，认为痰饮射肺，久蕴化热，伤阴劫津，病机寒热虚实交织，忆及仲景"心下

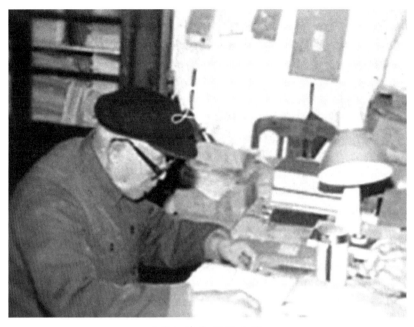

叶秉仁诊余刻苦攻读

有水气，咳逆倚息不得卧者"有"小青龙汤"法，遂加减变通，以辛温除水蠲饮定喘而小其制，辅以大剂甘寒清热养阴生津之品。寒热并投相辅相成，仅5剂而病平。此得益于熟读仲景经典。先生对历代医籍，如金元四大家学说，《温病条辨》《温热经纬》《医宗金鉴》《医林改错》《医学衷中参西录》等极为推崇，刻苦研读，并学以致用。先生还通过订阅多种医学杂志，以了解医学发展动态，勤摘卡片，仅1958~1966年的8年间，就录了近100万字的笔记，分门别类，共装订成十二卷，常备临床查考，并通过不断反复加强记忆。至晚年默诵经文方歌，能滔滔如流，处方用药，信手拈来。

三、学术无国界，治病在疗效

叶秉仁先生认为"学术无国界，治病在疗效"。中国医药学是一个伟大的宝库，有完整的理论体系和丰富的实践经验，历今不衰，为中华民族的繁衍生息立下了不朽之功。随着现代科学技术的飞跃发展，新的科研成果不断应用到医学领域，以微观见长的西医学和强调整体观念的传统医学在疾病的

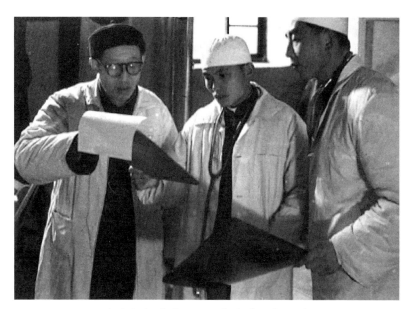

叶秉仁与病房西医一起查房分析病情

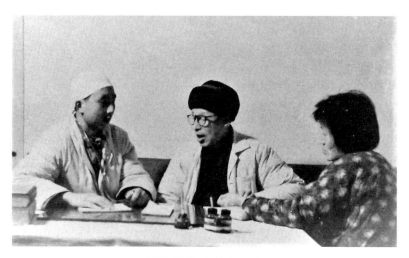

门诊带教西学中医生

诊断治疗方面各有千秋。叶老认为中西医不必存门户之见，互相攻讦。随着科学技术的互相渗透，中西医结合是医学发展的必然趋势。

　　叶老西医基本功扎实，早在1946年就开始使用静脉补液抢救霍乱病人，经治144名病人，有133名获救，成功率92%。1955年采用股动脉注射高渗葡萄糖及麻黄素结合补液成功抢救上消化道大出血性休克的病人；1964年应用阿托品抢救中毒性痢疾休克亦获得成功。尽管如此，先生始终反对弃中就西，而坚持以中为主，中西结合。1965年、1966年和1971年，以其自己拟定的"银翘青板汤"为主，结合其他综合措施，抢救95例乙型脑炎，仅有2例死亡，在此期间，曾遇到数例胃潴留患儿，深度昏迷，面色㿠白，口角流涎，腹胀明显，大便溏薄，鼻饲药液从胃管内反流而出，西医对此毫无办法，每致死亡。先生根据中医辨证论治法则，投以平胃二陈汤。一般认为平胃二陈汤属温燥药，不宜用于暑温证，但先生认为胃潴留是"湿困中阳"之证，大胆使用，终获良效，患儿全部存活。

叶秉仁先生认为"当今一个好的中医临床医生，不但要有坚实的中医理论基础，而且也要通晓西医学知识"。这样，才能争取治疗上的主动权，才能巩固和发展中医的临床阵地。先生临证坚持使用中西医两法，在西医学辨病的基础上进行中医辨证施治，他是专病辨证论治的开拓者和践行者。

四、危急重症主张先辨病后辨证，中西医结合治疗

在危急重症的治疗方面，如流脑、乙脑、脑血管意外、破伤风、咯血以

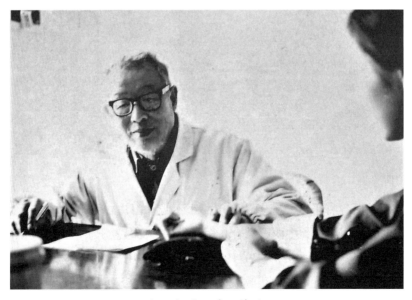

细心把脉，悉心诊治

及小儿中毒型细菌性痢疾、白喉、麻疹合并肺炎、肠梗阻等重危病症，先生主张先辨病后辨证，对疾病主证、变证、夹杂证的诊断和中西医结合治疗方面有着独到的见解和丰富的经验。如对于流脑的治疗，先生认为余氏所立清瘟败毒饮对"流脑"败血症期及普通型重症的治疗较为妥帖；如属轻症，使用经验方银翘解毒汤，清热解毒，轻灵透热，临床疗效确切。而乙脑属于暑瘟的范畴，以清热为第一要义，灵活应用解表、清气、化湿、攻下、凉营、芳香开窍、平肝息风诸法。对于脑血管意外，在西医辨病，采用调压、止血、脱水、维持水电平衡及预防感染的基础上，结合中医辨证，分别用息风开窍、养阴生津、疏涤肠道、豁痰清脑、补气活血等法，能提高疗效。

五、内伤杂病坚持以中医为主，强调中西医结合

叶秉仁先生在内科杂病方面，如急慢性支气管炎、肺结核、肝硬化、胃肠病、肾炎、头痛、尿潴留、妇人产后等病症的治疗具有很高的造诣。如对于呼吸系统疾病，急性发作时以驱邪为主，邪去则培本，补肺应用玉屏风散，兼能固表而预防感冒；补脾宜用六君子汤，兼有化痰之效；补肾阳以金

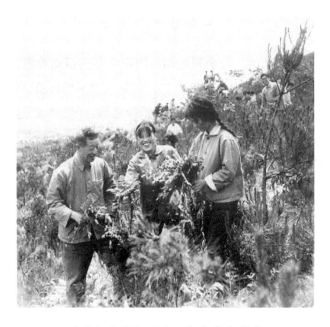

叶秉仁与年轻医生一起采集中草药

匮肾气丸；补肾阴以七味都气丸；补心以生脉散等。胃脘痛辨治有十二法，对胃肠功能紊乱，长期便秘腹胀，西药治疗无效，用升阳益胃汤治疗获得显效。对肝硬化腹水病人，针对其不同的适应证，或时以中药健脾补气，清泄瘀热与西药小剂量利尿剂相结合；或时以中药逐水，结合西医的支持疗法等，灵活运用，有机结合，收效较著。

1978 年 11 月，叶老曾收治一男性中年病人，其形体羸瘦，遍身黄染，腹部膨胀，腹围 93cm，西药利尿剂已失去效能，攻之恐正气不支，补之则邪实又盛，颇感棘手。在众医一筹莫展的情况下，先生采用中攻西补法诊治。即用自制消水丹（甘遂、黑白丑、琥珀、沉香）攻逐水邪，结合应用白蛋白及能量合剂等支持疗法，13 天腹水清，黄疸退，调治数月，肝功能日趋正常，痊愈出院。

对于慢性肾炎、肾病综合征，反复出现蛋白尿，叶老认为产生的病机多倾向于脾肾两虚，而以肾虚为主，通过结合西医学，慢性肾炎是机体免疫功能失调的疾患，在临床中先生采用清热解毒利湿之品，以抑制抗原和抗原抗体结合物的产生，运用健脾益气或调节肾阴肾阳以加强免疫功能，或用活血化瘀法以改善微循环，对一些难治性肾炎，取得了较好的疗效。

六、响应国家号召，自创草药治病专方

"文化大革命"期间，叶老积极响应国家中草药运动政策，在临床上摸索践行中草药治病经验，自创治病专方，积累了宝贵的经验，如自拟"银翘解毒汤"治疗流脑，"银翘青板汤"加减治疗乙脑，"银蝉玉豆汤"加减治疗急性肾炎，"二苋清肠饮"加减治疗慢性菌痢，"三金虎石汤"加减治疗泌尿系结石，"茵虎合剂"治疗黄疸等，"龙蒲降酶汤"加减治疗肝炎所致的谷丙转氨酶长期不降者，"黄金白丹汤"试治乙型肝炎，"桑菊降压汤"加减治疗高血压病及高脂血症，"双百保肺汤"加减治疗肺结核等。这些辨病与辨证相结合的方药，临床易于掌握，均取得较好疗效，流传至今。

七、提携后学，桃李芬芳

为了提高业务水平，叶老经常利用外出开会或休假期间，主动到省中医

院、南通市中医院、苏州市中医院、无锡三院等单位学习取经，为了搞好中医病房，还分别与上述单位就细菌性痢疾、上呼吸道感染、泌尿道感染、胆道感染等常见病建立了科研协作关系。叶老积极写论文参加全省中医内科急

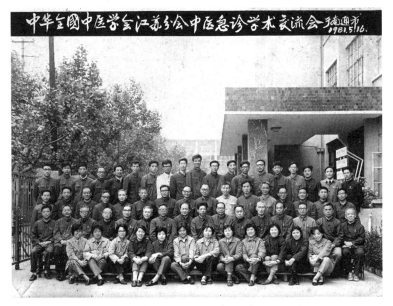

叶秉仁（前二排左三）参加学术交流会

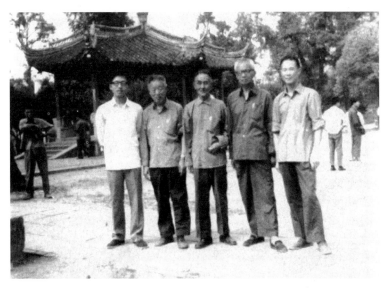

叶秉仁（左二）与黄煌、邢鹂江、夏奕钧、潘纲等同道合影

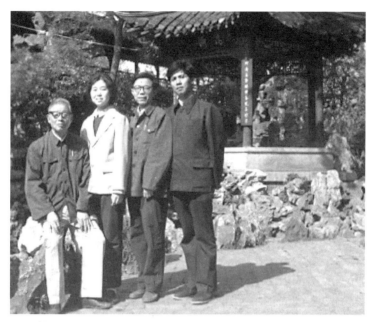

叶秉仁某学术活动后与弟子周嘉琳等合影

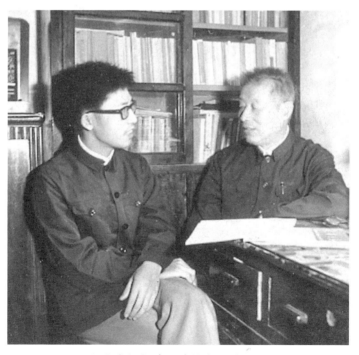

叶秉仁与弟子黄煌教授谈心

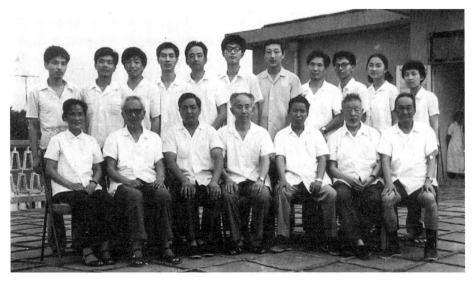

叶秉仁（前右二）与医院领导、部分带教老师一起同实习生合影

症交流会。

　　工作之余，叶秉仁先生参加了县卫生局主持的《中医学简编》的部分初稿编纂工作，《老中医医案选编》的部分验案编纂及审稿工作，并撰写整理了20余篇学术论文。

　　叶秉仁先生诲人不倦，桃李满园。他对自己的经验毫无保留，为了便于学徒尽快记住常用处方，叶老自己编写方歌，朗朗上口便于记忆。如逍遥散方歌：调肝理脾服逍遥，三把禾草当柴烧。"三把"即三白之谐音，指白芍、白术、白茯苓；"禾草"即薄荷之荷字同音；"当"即当归；"柴"指柴胡；"烧"则指煨生姜。又如：复元活血柴（胡）（当）归天（花粉），（山）甲（甘）草桃（仁）红（花）（酒炒）大黄煎。经叶老带教过的中医人员有一百余名，学成后多成为当地医院的骨干和核心技术力量。主要传承人有黄煌、张馥南、叶鉴芬、周嘉琳等。

八、鞠躬尽瘁，医德高尚

　　叶老一心为民，在新中国成立前，叶老自由行医时，诊金素不计值，贫病不收分文。若遇瘟疫流行，不图私利。新中国成立后，在历次医疗改革中，叶老常主动谦让，从不计较个人得失。叶老妙手仁心，对病人倾心尽力，曾遇一年逾八旬老妪住院，大便半月不解，时时临圊，烦躁莫名，灌肠导泻无效，叶老思燥屎阻于直肠，药从口入，鞭长莫及，年高体虚，不任猛攻，遂毅然戴起橡皮手套，抠出结粪一盆，病人诸症顿释。

叶老对事业兢兢业业，到晚年仍孜孜不倦，为医院献计献策，他为中医学事业奉献了一生。今江阴龙砂学社将叶秉仁先生的事迹及医疗经验进行收集和整理，对于传承龙砂医学流派特色，发扬叶老的优良品质和道德情操，学习和继承叶老的治病经验，拓展中西医结合治病思路，提高中西医诊疗水平均具有积极的现实意义。

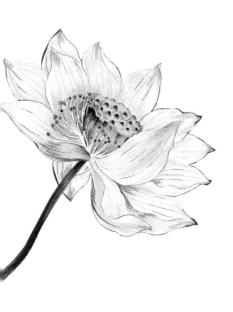

医论医话

略论流行性乙型脑炎的中医治疗

在与急性热病的长期斗争中，中医学积累了丰富的经验，形成了中医学独有的理论——温病学，对中华民族的繁衍昌盛做出了巨大的贡献。1965~1971年，我以传统的温病学说理论为指导，以中医中药为主，治疗流行性乙型脑炎95例，其中死亡2例，转院1例，其余92例均治愈，且无后遗症。实践证明，温病学不但在过去，而且在现在仍有其临床价值。中医治疗乙脑的前景是广阔的，值得进一步研究。兹就我自己的粗浅认识介绍如下。

一、中医对乙脑及其传变规律的认识

乙脑的流行季节主要在夏秋，其表现症状，绝大部分与"暑温"相同，但也不尽然，所以还是以辨证论治为主。

本病的传变规律，一般与其他外感病相似，由卫及气而后陷入营血，但其特点是发病急骤，传变迅速。卫分证短暂或明显，有起病及入气分者，接着就是气营两燔，甚则热陷营血，由于暑热容易化火动风生痰，故本病有如下的急变。

①内陷心包，出现昏迷；②动肝生风，出现惊厥；③痰热壅肺，出现喘逆等危急证候。

本病每多夹湿，一般有偏热、偏湿两种类型，热重于湿的传变快，湿重于热的发展较慢。

二、辨证论治

本人治疗乙脑是以传统的卫气营血辨证方法，归纳症状，分析病机，以指导治疗。

（一）卫分证

热不甚高，微恶风寒，无汗或汗出不多，苔薄白或腻，脉浮，具有上述症状者，在乙脑流行期间应考虑到此属该病的初热期，临床上乙脑病人单见卫分症状的故属有之，但少见。这是由于乙脑病邪在卫分阶段时，一则时间短暂，二则病家往往不能及时就医，三则乙脑的卫分症状常不典型。因此，乙脑病邪在卫分的辨证，应以舌苔、舌质和脉象的变化为重点，而不可完全以恶寒的有无做依据。如病邪初起，发热不恶寒，而舌质未红，舌苔未黄，脉不洪数，又无心烦渴饮等内热炽盛等症状的，应可认为病机尚在卫分。由于内热未盛，苔尚白润，津液未伤，有作汗之资，虽不恶寒，用药仍宜解毒透表，辛凉重剂尚无必要。故有医者认为治疗乙脑辛凉重剂用得越早越好，这种想法是片面的；但是采取治疗一般外感表证的治法，企图一汗而解，也是错误的，感冒的形寒、发热纯属表证，可一汗而解，而乙脑的卫分证，其病邪已经波及脑部，只是中枢神经系统的症状还没有出现，此时，只能微汗，不宜大汗淋漓。我用银翘青板汤（金银花、连翘壳、大青叶、板蓝根）为基础方，加香薷、大豆黄卷、薄荷或葱豉汤轻发其表，以透达其邪。夹湿者，舌苔白滑或薄腻，脉濡，再加藿香、佩兰，取芳香化湿之义。《温病条辨》上焦篇第 25 条注解："香薷发汗以后，大汗不止，仍归白虎汤法。"这是指只顾发表，忽于内热的误治。应当注意，特别是西医已经确定诊断以后，如何掌握辨病与辨证相结合，更为主要。

注：银翘青板汤是治疗乙脑的基本方，偏重于清热解毒，现代药理研究提示大青叶、板蓝根有明显的抗病毒作用，或认为解毒是治疗乙脑的主法。因此，不论何种证型，在任何阶段，我均以银翘青板汤为主，贯穿于治疗的全过程。

（二）气分证

即流脑进入高热期，其症状表现为发热较高，或高热稽留，有汗不解，烦渴嗜睡，舌尖红，苔薄白或黄，脉数或洪数有力，如再见神志昏迷，即为热陷心包，气营同病。

王孟英说："暑热伤人，其性最猛，热盛化火，火极为毒。故暑热之病，应急清其热，泄其毒，否则必有燎原之势，以致不救。"这与西医学的治疗原则是一致的。西医对本病轻重的辨别，则以发热的高低，结合症状的轻重来分辨，一般热轻者病亦轻，热重者病亦重，持续的高热往往引起昏迷、惊厥、呼吸衰竭等严重证候的发生。《流行性乙型脑炎》（上海科学技术出版社）一书中说："发热时间的长短，一般和热度高低有相互关系。体温愈高，病程愈长，其他的症状愈重，病死率也越高。39℃以下的极少死亡，42℃以上的最为危险。"西医采用降温法，中医采用清热法，都是防止病邪继续入里发展、抢救高热惊厥的主要措施。

清热的主要药为石膏。余师愚说："重用石膏，直入肺胃，先捣其窝巢之害，而十二经之患，自乃平亦。"治疗疫病十分推崇石膏。新中国成立后，各地在治疗乙脑的过程中，对如何应用石膏，也有许多经验，是我们足以取法的，但有几个问题应当提出。

①石膏在于达热出表，但初期用量过重，超过病情的发展，反而抑制透发之机，延误病机。

②乙脑出现高热、头痛、脉大时，在外无湿遏、内无痰滞的情况下，虽然苔白、口不渴，也可用石膏，但也必须配以薄荷等透达之品，以佐其疏解的力量。

③在临床上不一定用白虎汤的整方，但用石膏时，必须与甘草配伍，甘草配石膏，不仅取其调味及和胃作用，而且更能提高疗效。

根据《药学通报》1964年10月的报道，石膏的主要成分是硫酸钙 $CaSO_4$，经科学实验用单位石膏 8g，水 100ml，可以煎出含水硫酸钙 254.3mg，若用石膏 8g，水 100ml，与甘草酸钾 2g 同煎时，含水硫酸钙的煎出量是 340.2mg，比单味石膏煎出率增加 33.75%，我常用玉泉散包煎，散剂的有效成分更容易煎出。

④乙脑病人大多住院经中西医结合治疗，西医在应用安乃近及氢化可的松后体温可以暂时下降，往往掩盖了气分高热的真面目，如果脉不静者，当仍用石膏，否则会延误治疗，故中医诊察时，应查看西医的处理而进行合参。

⑤乙脑进入气分阶段，虽见高热烦渴等症，但热势有轻有重，而且每多

夹湿，如果机械地投入大量石膏，反会造成湿遏热伏，甚至转为寒中，贻害匪浅，故必须重视辨证施治。

热在气分时，常出现腑热燥结与湿热夹宿滞的情况，腑热燥结者，症见腹满便秘，按之拒痛，舌苔黄厚，甚则起刺，用承气汤加减。大便畅通之后，往往热退神清。湿热夹宿滞者，症见便溏黏臭如酱，舌苔黄浊，根部较厚，用大黄炭、银花炭、黄连、黄芩等，泄化湿热，疏利肠道，使宿垢逐渐下引，至舌苔尽化，大便正常。

热在气分时，如果出现神志昏迷，为热传心营，这是气营同病，仍应重点清气分之热，如舌质红者，加鲜生地；神志昏迷者加石菖蒲、郁金，严重者加三宝之类（紫雪丹、至宝丹、安宫牛黄丸）。

乙脑在高热期间，我们一般采用中药内服，以解毒清热，如其发热过高或出现惊厥，则配合西医紧急降温，以给中医治疗有从容之机。抢救高热惊厥患儿取先西后中，比较妥当。

（三）营分证和血分证

本病进入极期，其症状一般为舌质红绛，烦躁谵语，神志昏迷，抽搐，甚至惊厥不止等。由于热在血分，大多兼有营分症状，与热在营分之症状，有相似之处。故习惯上常营血并称。然而二者之间也有不同之处，营分证以热陷心包为其特点，血分证以耗血伤阴为其特点。入营多见津液受伤而真阴未损，入血则心营与肾阴两耗。入营入血辨证以舌诊为要，舌质红绛，为热入营分，舌质红绛而干，为营热伤津。如舌质深绛，干光无苔，甚则舌体枯萎，唇焦齿垢，脉象细数，为热入血分，真阴耗伤。中医理论认为热入血分，络损血溢，皮肤可出现瘀疹，或见咯血、鼻血、尿血等症，根据我们临床观察的体会，乙脑热入血分期，耗血伤阴的症状明显，而动血的症状极为少见。现代文献记载："乙脑有 1% 的病例可出现类似流行性脑脊髓膜炎的皮肤瘀点，瘀点的数目一般不多（大多数仅有数颗）形态较细小。"所以，乙脑热入血分证，不能以是否发斑或有无出血为辨证依据。

热入营血的治疗，以清营、养阴、解毒为原则。用银翘青板汤合三鲜汤加玄参、丹皮等，或与清营汤合方。先哲柳宝诒先生说过："鲜生地为此证清营泻热必用之药，欲兼顾疏散之意，重则用豆豉同打，轻则用薄荷同打。"至于犀角，虽为要品，但货源紧张，可代以水牛角。据动物实验表明，牛角的药理作用与犀角类似。牛角提取物能降低末梢血液白细胞总数，促使淋巴组织增生，对离体动物心脏有增强作用。临床应用水牛角代替犀角，治疗效果亦良好，我曾用水牛角薄片治疗 2 例乙脑重症病人，均获痊愈。

三、几个变证的治疗

（一）昏迷的治疗

乙脑产生的昏迷大致有热毒内闭清窍，或是痰浊蒙蔽心包两种原因。临床上应结合体征具体分析。

（1）如昏迷高热无汗，苔见白色，说明邪热虽已内陷心营，而暑湿之邪又遏阻气卫，属表里两闭之象，用香薷饮、葱豉汤加银花、连翘、竹叶，紫雪丹，表里两解。

（2）如昏迷兼见便秘或腹痛拒按，舌红绛，苔黄糙者，是热传心包，肠腑中有燥屎闭结，治宜解毒通腑，清营宣窍，必要时加紫雪丹。

（3）昏迷见舌苔腻浊者，多为痰浊内闭，可于解毒宣窍方中加入陈胆星、天竺黄、鲜竹沥等豁痰之品，必要时用至宝丹或苏合香丸。

（4）昏迷见舌苔干黄，舌质红绛者，为热毒内闭，用清营汤加重大青叶、板蓝根、石膏等剂量，必要时加安宫牛黄丸。

但对于半昏迷者，我们不主张早用"三宝"，一般在清热解毒方剂中加入菖蒲、郁金等物。

（5）病理性昏迷应与人工冬眠作区别，冬眠的昏睡，在用药 2~4 小时后，就有苏醒现象，除瞳孔缩小外，无其他特殊变化出现，故不必芳香开窍。

（二）惊厥的治疗

中医学认为乙脑轻重不同的惊厥大多由肝风内动或热极生风而来，治宜清热解毒，凉肝息风。我常在银翘青板汤中加入钩藤、菊花、地龙、僵蚕等药，或用止痉散（全蝎、蜈蚣、僵蚕）。如肝风挟痰，痰阻气道，引起换气不足（脑缺氧）用猴枣散豁痰开闭，必要时用羚羊角粉 0.3~1g 顿服，或每次服 0.3g，1 天 4 次，连服 2~3 天。平肝息风的中药，虽对镇痉有一定的疗效，但病人处于惊厥之际，不能内服，如改用鼻饲，则又可能引起病人喉头痉挛而有发生窒息的危险。故此时宜用西药镇痉，待惊厥平定后，再进行内服或鼻饲中药，这样，以西药快速镇痉作用开路，结合中药巩固疗效。由于西药解痉剂的持续使用，或用量过多，又会引起呼吸麻痹的副作用，必须加以注意。病人如惊厥烦躁不安，整天昏睡，体温虽得以控制而仍然抽搐或眼睑轻度浮肿，或伴剧烈头痛呕吐，西医均认为此系脑水肿的先兆症状。我们主要用西医的脱水疗法治疗，根据某地中医经验，可用中药降利汤（代赭石、牛膝、车前子、连翘、大青叶、苦杏仁）治疗。惊厥的原因除了上述高热、脑缺氧、脑水肿以外，尚有脑实质炎症损害。一般在发病第五天以后肢体出现强直性、四肢呈扭转性痉挛，两侧常不对称，可以一侧抽，一侧不抽，常伴有严重昏迷，用脱水疗法无效，只有对症处理，可选用"三宝"及羚羊角粉等。

（三）呼吸障碍的治疗

呼吸障碍，中医认为有肺气闭和肺气绝两种类型。西医学包括呼吸道梗阻、呼吸肌麻痹及中枢性呼吸衰竭。呼吸道梗阻大约相当于中医所称的肺气闭，呼吸肌麻痹及中枢性呼吸衰竭相当于肺气绝。两者为乙脑死亡的常见原因。

1. 呼吸道梗阻

面色红润，瞳孔无改变，而呼吸节律不齐，如呼吸道分泌物过多，还应考虑是否有蛔虫上窜会厌部引起梗阻等，治疗首先应清除呼吸道分泌物，保持呼吸道通畅，可以从口腔、鼻、咽或气管插管吸出分泌物。如痰稠过多的呼吸道梗阻，用鲜竹沥 20ml，姜汁 4~5 滴，1 天 3 次，口服或鼻饲，或酌情加入天竺黄、陈胆星、川贝母，或猴枣散等。

2. 呼吸衰竭

（1）脸色：对出现严重的脸色灰暗，口唇苍白的患儿，应监测血压，若血压下降，是循环衰竭，若血压正常，就是呼吸衰竭的早期改变征象。

（2）瞳孔：进入冬眠后瞳孔缩小，若出现两侧不等大，超过 2mm，是呼吸衰竭的早期表现。

（3）有吸短息微等呼吸节律的改变。凡出现中枢性呼吸衰竭时，病者大都正气已虚，多见面色苍白，精神萎顿，深度昏迷，四肢厥冷，舌质干绛无苔，脉细弱无力等亡阴亡阳危象。

呼吸衰竭因病情危急，需以西医抢救为主。中药治疗曾试用六神丸 10~15 粒，1 天服 3 次；或麝香 0.15g，用吉林人参 10~15g 煎汤调试，每 2 小时 1 次，但并未观察到明显疗效。

五、兼夹证的治疗

（一）深度昏迷并发胃潴留的治疗

过去文献对这一证候少有报道。1966 年 8 月本人在县人民医院治疗乙脑过程中发现 3 例。病人深度昏迷，鼻饲以后，水液潴留于胃，不得下输，反从鼻饲管反流而出。症见面色苍黄，舌苔白腻，脉象濡缓。根据中医辨证，属湿困热闭，脾失转运，胃不通降，以致浊阴凝聚，蒙蔽清阳，当以旋运脾胃、宣阳泄浊为法，用平胃二陈汤加减（苍术 3g，川厚朴 2g，制半夏 5g，陈皮 3g，茯苓 10g，九节菖蒲 5g，广郁金 6g）进行鼻饲。其中一例服药后胃潴留解除，神志亦见清爽；一例用药后对接至宝丹、紫雪丹，神志遂清；另一例因热偏盛，故加石膏而愈。胃潴留是因鼻饲管不断漏液而发现的，用西医学观点来分析，是消化系统受毒素影响，肠蠕动变慢，肠壁吸收障碍，胃内容物潴留。而用平胃二陈汤治疗胃潴留得以解除，也说明中医湿浊困脾的理论是有科学依据的。

（二）蛔虫的治疗

农村儿童 90% 以上有肠道寄生虫，乙脑患儿由于发热和胃肠道的功能失常，造成了内在环境的改变，往往使蛔虫上窜，或从口鼻而出，或梗阻喉头阻碍呼吸，甚至钻入气管导致窒息死亡。在总结经验教训之后，从 1966 年开始，不问乙脑病人的轻重和病期早晚，入院时一律采取驱虫法，通过驱虫，确能减少疗程中由于蛔虫扰动而带来的不少问题。西药用 16% 的哌嗪糖浆或驱虫净，中药可用使君子肉，若已用西药则不必佐入。服药后，蛔虫大都能从大便排出，而有个别病人服药后，蛔虫仍然上扰者，给服乌梅、胡黄连而吐蛔即平。曾有几例患儿，因肠道有湿热积滞，腑气不通，服驱蛔剂并经灌肠后大便仍不行者，后改用缓下剂，如大黄、玄明粉、瓜蒌仁、槟榔等，大便与蛔虫即可同时下行。

（三）四肢厥冷的治疗

手足厥冷有寒热之分。寒厥由阴寒内盛、阳气衰微。本组病例中未见此证。热厥则由温热内炽，阳气反被邪热所郁，症见手足厥冷，胸腹灼热，昏迷不知人事，又称热深厥深。叶天士也说："大凡热深厥深，四肢逆冷，但看面垢齿燥，二便不通……大忌误认伤寒也。"治疗投以大剂寒凉，里热减轻，四肢随即转温。我们观察到另一种证型，内热并不太高，而肢冷脉细缓，既无烦渴，亦无神昏。本组曾遇两例，均于辛凉甘寒方中，加入一味川桂枝，取白虎加桂枝汤法，对四肢转温有一定效果。桂枝辛温，温经散寒，通阳活血，佐入寒凉之后，即无动火之弊。

（四）恢复期症状及后遗症的治疗

临床实践证明，恢复期症状及后遗症的病因在大脑，主要症状有瘫痪、失语、吞咽困难等，均以新针疗法为主，并配合功能锻炼、按摩、推拿，适当结合药物治疗。失语的治疗，针灸取穴除哑门、廉泉、通里、合谷、涌泉外，还根据心脉上系舌根，脾脉上连舌本，风痰阻于心脾之络的理论，选用通络豁痰的中药"转舌散"（全蝎15g，醋泡茯苓10g，研末用，竹沥1杯，姜汁3匙，拌透晒干，白僵蚕50g，广郁金50g，共研细末）每次服6g，日服3次，口服或鼻饲，曾治疗10多例失语病人，均获恢复。（上方系本县青阳医院的验方，有临床再实验的价值）。

病案

章某某，女，3岁。1966年8月3日因发热3天，呕吐、嗜睡入院。西医检查：腋下温度39℃，神识模糊，颈项强直，角弓反张，呼吸急促。神经系统：布氏征（+），欧本海姆氏征（+）。诊断为"乙脑"重型（出院修改为普通型）。8月4日请中医会诊：经西医用安乃近、青霉素、洛贝林等药物治疗，发热减轻，呼吸平静，烦躁不安，脉数，苔薄白。病机未离卫分，而欲化热入里，治以清解为主。

处方：金银花 12g，连翘壳 12g，大青叶 18g，板蓝根 12g，黑山栀 5g，淡豆豉 6g，青蒿 6g，菊花 5g，钩藤（后入）12g，服 1 剂。

◎ 二诊：次日热退神安。原方去栀子、豆豉、青蒿。每天观察无变化，连服 5 剂，于 8 月 11 日治愈出院。

按：本例入院时西医就发出病危通知，可见来势较剧，但一经治疗，就迅速好转。于此可知银翘清板汤治疗乙脑确有一定疗效。

病案

顾某某，男，17 岁。病人于 1966 年 8 月 7 日因发热 5 天入院治疗，经检查确诊为"乙脑"普通型。用西药退热，体温从 40.2℃下降至 37.8℃，余症不减。中医会诊：暑温发热第 5 天，头晕项强，四肢清冷，形寒不渴，舌苔薄白，脉濡细，病由温邪内蕴，表寒外束。拟用桂枝白虎汤清里达表，银翘青板汤清热解毒，藿香、佩兰芳香化湿，服 2 剂。

◎ 二诊：8 月 10 日。昨经西医给服哌嗪，体温 38.5~39.7℃。中医会诊：暑温第 7 天，四肢转温，阳气通达四肢，表寒已解，而大便 3 天未解，有矢气，左腹充实有压痛，舌边尖红，苔厚黄腻，脉较前有力，邪热熏蒸气分，肠腑已实，并有入营之势。拟方清气分之热，通阳明之腑，既要防伤阳而肢厥再起，又要防阴伤而营热内燔。

处方：玉泉散 24g，金银花 12g，连翘壳 12g，板蓝根 12g，大青叶 18g，生大黄（后下）10g，元明粉（分两次冲服）10g，瓜蒌仁（打）12g，花槟榔10g，川桂枝 3g，鲜生地 24g。

◎ 三诊：8 月 11 日。体温 37.9℃下降至 37.1℃。昨晚泻下 1 次，排出蛔虫 50 余条，身热似退，而余邪未清，舌边尖红，苔黄厚腻，脉濡缓，重按无力。再拟清热解毒，宣气化湿。

处方：用银翘青板汤随症加佩兰、青蒿、黄芩、山栀、陈皮、枳壳、槟榔等，连服 4 剂。

病人 8 月 15 日痊愈出院。

按：本病例初起病机为内热外寒，取桂枝白虎法阳气得通，四肢转温，继而气热腹胀，燥屎内结而又蛔虫扰动，故二诊以承气、白虎通腑泄热为主。又以生地、桂枝相使，取清营养阴与通阳开湿并举之义。药后腑气得通，虫积俱下，诸证向安。

病案

张玉珍，女，11岁。病人因持续发热4天，伴头痛嗜睡于1966年8月6日下午住院治疗。诊断为"乙脑"重型。次日凌晨，体温突然上升至42.2℃（肛），昏迷痉厥。经西医抢救，上午8:30体温下降到37.5℃（肛），然昏迷不醒，四肢震颤，舌干红。

中医会诊两次分别用三鲜汤、白虎汤、银翘清板汤，万氏牛黄丸等甘寒生津清热、豁痰开窍，而病势依然。

◎ 三诊：8月9日。神志昏迷，大便3天未解，时有谵语呼痛，腹诊查腹部有块撑起，经用盐水洗肠，仅有黄水流出。舌质干绛，舌根苔焦黄，脉左滑数、右滑实。气营之热尚燔，而宿滞与蛔虫交阻肠中。拟前法中加入通腑之品。

处方：鲜生地24g，鲜金石斛（先煎）24g，玉泉散（包煎）24g，生大黄（后下）6g，瓜蒌仁12g，玄明粉（与瓜蒌仁同打）6g，槟榔10g，金银花12g，连翘12g，大青叶18g，板蓝根18g，鲜石菖蒲10g，广郁金10g，钩藤（后下）12g，干地龙6g，水牛角片（先煎）15g，1剂。

◎ 四诊：8月10日。昨晚大便排出蛔虫40余条，热渐稳定，神志渐清，舌质尚红，苔未化清，昨晚偶见轻微抽搐，可见营热未清，肝风未静。

处方：鲜生地24g，玉泉散（包煎）18g，金银花12g，连翘12g，板蓝根18g，大青叶18g，甘菊花6g，钩藤（后下）15g，1剂。

此后发热未起，神志完全清楚，续以养阴清热之法治疗，服药数剂后痊愈出院。

按：腑热熏蒸，邪热鸱张。故虽投大剂甘寒辛凉，昏迷依然。而后因根苔焦黄，腹中块撑，而合硝黄苦寒夺下，急下存阴，热退津复，故神志转清。此证若不投攻下，势必促使邪机深入，胃津营阴俱涸，进而下竭肾阴。

小结

（1）乙脑的治疗应以辨病与辨证相结合为原则。本人根据西医学知识采用金银花、连翘壳、大青叶、板蓝根为基本方，贯穿治疗始终，随以卫气营血辨证为纲，灵活应用解表、清气、化湿、攻下、凉营、芳香开窍、平肝息风诸法。由于乙脑传变迅速，卫分证多不明显；另外，病势虽在营血，而动血现象较少见，必须注意。

（2）乙脑属于中医暑温的的范畴，以清热为第一要义，白虎汤疗效确切。

（3）昏迷、惊厥、呼吸衰竭是乙脑的三大急症，如何发挥中医中药的效果是值得研讨的课题。

附：

1981年5月13日，叶老与其女叶鉴芬医生为伴，同去南通参加中华中医药学会江苏省分会中医内科急诊学术交流会。会议结束，17日下午由南通市中医院朱良春院长陪同游览狼山，缓步而上，善男信女，络绎不绝，在观音菩萨前，焚香者、点烛者、跪拜者，络绎不绝。法师出，近至望江楼，品茗畅谈，临窗远眺，江水长流，绿野黄花，斯而祖国的锦绣河山。遂赋诗一首。

登南通狼山有感

取经有幸到南通，梵典医源发展中，

江水滔天香雾乱，人在狼山第一峰。

——辛酉仲夏题于狼山望江楼诗词簿上

中西医结合治愈乙型脑炎并发胃潴留 3 例的体会

1966 年是我县乙型脑炎发病率较高的一年，当时病房中出现了一些"乙脑"并发胃潴留的病例，其主要表现是：神志昏迷，腹胀呕恶，舌苔白腻，脉濡数或滑数，鼻饲流汁及药液从鼻饲管中反流而出，临床多属危重病例。西医对此尚无有效办法，虽经尽力抢救，终因疗效不佳，竟致死亡。针对这一问题，我们按照中医学辨证施治的原则，以平胃二陈汤加味治疗，获得满意疗效。现将治验病例介绍如下。

病案 1

徐某某，男，5 岁。就诊日期：1966 年 7 月 26 日。

咳嗽月余，发热神萎 3 天，呕吐抽搐半天入院，诊断为"乙脑"重型、百日咳。入院后即给予吸氧、降温（安乃近）、止痉（亚冬眠、水化氢醛），呼吸兴奋剂（阿托品、洛贝林、戊四氮）、抗脑水肿（山梨醇）、静脉补液（葡萄糖水 500ml/ 日）、激素、人工呼吸等措施。每日鼻饲流汁及中药清热凉营，息风开窍之品，如金银花、连翘、大青叶、板蓝根、龙胆草、石膏、黄芩、石菖蒲、郁金、陈胆南星、牛黄抱龙丸等。病情反复变化，无明显好转。

8 月 1 日。体温 36~38℃（肛），神志昏迷，呼吸浅表，喉间痰涌，中午呕吐 1 次，吐出物为黄绿色水液，大便溏，舌苔腻。脉濡数，36 小时前鼻饲的汤药经胃管流出（胃潴留已发生），此为暑邪闭阻脾胃，水湿停聚中焦。

处方：苍术 3g，川厚朴 2.5g，炒陈皮 3g，制半夏 5g，茯苓 10g，九节菖蒲 5g，广郁金 5g，炙甘草 1.5g。浓煎 60ml，分 3 次缓慢鼻饲，每次间隔 3 小时。

8 月 2 日。服药后胃气得降，水饮痰涎上泛不显，惟神志仍昏迷，湿热仍蒙蔽清窍，宜芳香开窍，用至宝丹 1 粒研细，分 3 次鼻饲，每隔 3 小时 1 次，西医处理以激素、抗脑水肿疗法为主。从此昏迷解除，病情日趋好转。

8 月 4 日。停用阿托品、山梨醇，并能口服四环素胶囊。因湿化之后，邪热又炽，中药又以苦寒泄热、甘寒生津等法治疗。病人于 8 月 20 日痊愈出院。

按：西医治疗乙脑强调把好高热、惊厥、呼吸衰竭三关，但据本人体会，除了注意三关之外，对消化道功能紊乱也应引起重视。临床所见，乙脑偏湿型病人往往出现恶心呕吐、胃液反流、腹胀、泄泻等症状，若忽视之，能加重病情，促成死亡。而这些症状得以解除，很多全身情况也随之明显好转。本例湿化之后，胃潴留解除，神志亦恢复清醒。平胃二陈汤是平胃散和二陈汤的合方。平胃散从辛、从燥、从苦组成，能消食，能散痰湿。其中苍术尤为要品。前人说过："凡湿困脾阳，非茅术芳香猛烈，不能开泄，而痰饮弥漫亦非此不化。"我在实践中感到，胃潴留使用厚朴、陈皮、半夏疗效尚不满意，配以苍术则很快收效。

病案 2

孙某，女，4 岁。就诊日期：1966 年 8 月 4 日。

因发热 8 天，神昏、手足抽搐 3 天，当地治疗无效而转院，诊断为"乙脑"（重型）。

8 月 7 日，病人神志昏迷不清，面色苍黄，眼睑浮肿，四肢厥冷，鼻饲水液潴留于胃，经胃管反流而出，大便溏，日行 3 次，苔白薄腻，脉滑数。给予平胃二陈汤加菖蒲、郁金，1 剂水煎服。西医处理：肌注青霉素、链霉素、安乃近，阿托品 1mg 及洛贝林 5mg，每隔 4 小时交替使用。

8 月 8 日，四肢转温，眼睑浮肿减退，面色苍黄转微红色，胃内潴留液反流减少，而口内尚有白沫流出，原方再服 1 剂。西医处理基本同前。阿托品及洛贝林于下午5时停用。

8月9日，神情已见灵活，眼睑浮肿已退，口中黏沫减少，脾气已能转运，胃内停饮得化，而喉间尚有痰声，再进化痰之剂。

8月11日热退神清。8月19日出院。出院时能讲简单语言，四肢抖动，右手不能持物；续服中药及针灸治疗，2个月后恢复正常。

病案3

陆某，男，4岁。因发热、嗜睡4天，于1966年8月16日入院，诊断为"乙脑"。入院后身热起伏、嗜睡、喉中痰鸣，曾给吸氧，并一直静脉注射氯丙嗪，肌肉注射青霉素、链霉素、安乃近；中药服生石膏、知母、金银花、连翘、大青叶、板蓝根、桂枝、佩兰、菖蒲、陈皮等药。

8月18日，鼻饲汤药时，胃管即有黄色液体流出，方中加厚朴2.4g，炒陈皮4.5g，白蔻仁1.8g，浓煎鼻饲。

8月19日，体温36.1~37.4℃，鼻饲管中仍有黄色液体流出，口中有黏沫，舌苔白腻，脉象滑数。再拟燥湿化痰，佐以清热。

处方：制苍术3g，川厚朴2.4g，炒陈皮4.5g，制半夏4.5g，白茯苓9g，广郁金9g，佩兰叶6g，九节菖蒲4.5g，玉泉散（包）18g，板蓝根12g。煎汁分次鼻饲。

西医处理：继续应用青霉素、链霉素、安乃近、复方氯丙嗪、氢化可的松等方法，并吸氧。药后体温未再上升，病情趋向稳定，当天晚上鼻饲鸭汤30ml，葡萄糖液10ml，已无反流现象。中药改用三仁汤加减，清化湿热以善后。

8月20日安乃近减量，22日停用复方氯丙嗪，24日病人痊愈出院。

几点体会

（1）"乙脑"属中医学"暑温"范畴，是暑热病邪侵袭所致。但暑多挟湿，临床上每见湿邪偏盛类型。湿为阴邪，黏腻重浊，极易引起脾胃气机障碍，使脾气不运，胃气不降，而致中阳困遏，水湿停聚。胃潴留就是其临床表现之一。

（2）平胃二陈汤是平胃散（苍术、厚朴、陈皮、甘草）和二陈汤（半夏、陈皮、茯苓、甘草）的合方。平胃散"从辛、从燥、从苦组成，而能消（食）、能散（痰湿）"，治"脾有停湿、痰饮痞隔，宿食不消，满闷呕泻"。二陈汤燥湿化痰，能治"胃中寒湿痰浊"。二方合用，则具燥湿运脾，化痰和中之功。临床用于因湿盛而脘腹闷胀、呕恶、大便溏泄、痰多、苔厚腻或滑腻者。但本方温燥，用于暑温更需辨证准确，寒湿一化，即当停用，以防化燥助火，伤阴劫津之弊。若湿遏热伏，湿化后见热象明显，舌苔白腻转黄腻或干厚，此属湿开热透，并非逆候。

据现代药理研究，苍术、厚朴、陈皮均有健胃作用。苍术除了富含维生素 A 外，尚含维生素 B_1，对改善胃肠功能自有助益。厚朴能刺激消化道黏膜，引起反射性兴奋，并有广谱抗菌作用。半夏具有良好的止呕化痰之功。

前人说过："凡湿困脾阳……非茅术（即苍术）芳香猛烈不能开泄，而痰饮弥漫亦非此不化。"我们在临床实践中发现，胃潴留使用厚朴、陈皮、半夏疗效尚不满意，配以苍术则疗效明显提高，说明前人这段话确属经验之谈。我们在治疗某些水肿病例，使用苍术，亦每多收效。推测苍术是否有改善毛细血管通透性，促进组织液回流的功用，尚待研究。

（3）"乙脑"并发胃潴留过去西医文献未见明确记载。我们认为，这绝非偶然现象，而是病程中的一种严重变症。它的实质就是消化道功能的严重紊乱。有学者认为，胃潴留是因为治疗中过投寒凉（石膏等）或使用阿托品、氯丙嗪等所致。把胃潴留的发病原因单纯归结于药物的副作用，我们觉得这种看法值得商榷，否则无法解释为什么临床上不用石膏、阿托品、氯丙嗪亦有此情况发生。毛主席说："世界上的事情是复杂的，是由各方面的因素决定的。"我们认为，上述药物的副作用可能对胃潴留的发生有某些影响，但绝不是关键所在。

从西医学的观点来看，由于"乙脑"病毒的毒素作用，高热、惊厥、缺氧、脑水肿、颅内压升高等因素造成神经系统，特别是自主神经功能紊乱，体液失调（水、电解质，酸碱失衡，内分泌失调），引起消化道功能紊乱，运动、分泌和吸收均发生障碍，胃内容物不能正常下行入肠，肠道也不能正常消化吸收，甚至液体、气体从肠壁毛细血管渗入肠腔，胃肠内容物滞留，代谢紊乱，加上肠道细菌毒素及分解产物的毒性作用等因素，反过来又加重胃肠功能紊乱及全身病变，造成恶性循环。这和中医学所说的湿困脾胃，气机闭塞，水饮痰浊阻滞中焦似有相似之处，是否妥当，尚待探讨。

（4）西医治疗"乙脑"强调把好三关，即高热、惊厥、呼吸衰竭，确为治疗要领。但根据胃潴留病例的治疗体会，我们认为，除了注意三关外，对消化道功能紊乱应引起重视。

事实上，"乙脑"患儿出现恶心呕吐、胃液反流、腹胀便闭或泄泻等消化道功能紊乱的症状，并不少见，然而一般都认为这不属于主要矛盾而往往被忽视，但矛盾是可以转化的，在一定条件下它可以成为加重病情，促成死亡的重要因素。从上述三个病例的疗效可以看出，当胃潴留解决后，其他诸证都在1~3天之内明显好转，后两例病案未用三宝之类芳香开窍药就恢复了神志清醒，可见纠正消化道功能紊乱在治疗中有重要价值。

近几年，一些关于中西医结合治疗乙型脑炎的报道中指出，偏湿型病情多重，病程长，死亡率高，后遗症多；偏热型则相反。足见中医学主张辨湿与热之偏重，湿重者，强调化湿确有独到之处，它对指导治疗，判断预后是很有意义的。

我们虽然在治疗"乙脑"并发胃潴留方面取得了一些成效，但例数太少，对其本质的东西，尚难进行深入的研究。我们作此介绍，只是想引起大家的讨论和研究，以找出新的防治规律。

（本文以江苏省江阴县中西医结合小组的名义发表于《新医药学杂志》1975年第9期，18~20页，作者叶秉仁）

温古证今谈"流脑"

流行性脑脊髓膜炎，简称"流脑"，是由脑膜炎双球菌引起的急性化脓性脑膜炎，属中医外感热病范畴。散见于古代医集"春温""冬温""风温""瘟疫"等病证。本人从事医疗临床 50 余年，亲历我县四次"流脑"大流行，对中西医结合治疗"流脑"的显著成效，印象颇深。兹将前人有关论述及本人诊治"流脑"的点滴体会，讨论于下，以供参考。

一、中医学典籍有关"流脑"的认识

中医无"流脑"的病名，然自《黄帝内经》始，历代医家对热性疫病都有不同程度的阐述，至清代叶天士，余师愚等氏则别开生面，颇有体会。

1.《内经》《伤寒论》《金匮要略》的类似描述

《黄帝内经》中记载："伤寒一日，太阳受之，故头项痛，腰脊强。"伤寒泛指热病，太阳病以发热、畏寒为主症。发病早期而兼见头项痛，腰脊强等症，与脑膜炎初起症状很相似。汉代张仲景所著《伤寒论》第三十一条："太阳病，项背强几几，反汗出恶风者，桂枝加葛根汤主之。"《金匮要略》："太阳病，其证备，身体强，几几然，脉反沉迟，此为痉，瓜蒌桂枝汤主之。"以上两条均冠以"太阳病"其共同特征为项背强几几。日本和无田氏说："几几者以项背强，不能反顾伸缩之辞也，因其强极甚故以此状之"。太阳病发病急骤而项背强极可能包括"流脑"。至于《金匮要略》所述"脉反沉迟"为阳证见"阴脉"，脉搏缓慢无力，似属周围循环障碍等现象，倘若"流脑"见此，则已越出普通型范围。张氏著述中有关头项强痛的叙述尚多，盖此证系外感病常见症状，若头痛剧，项强不拘，可以前弯，临床上应与"流脑"鉴别，以防误诊。

2. 叶天士《外感温热篇》的类似描述和阐发

叶天士创"卫气营血"以辨温病，为热性病的辨证施治揭开了新的一页。《外感温热篇》说："温邪上受，而先犯肺逆传心包，未传心包，邪尚在肺。"所谓"逆"可理解为病情凶险，病变迅速。其临床表现神昏谵语，斑疹，同时指出未传心包之前，主要表现为肺卫表证，如恶风、发热、鼻塞、咳嗽等。西医认为脑膜炎双球菌初犯上呼吸道时所见上呼吸道感染症状，临床表现仅此而止。叶氏所见与西医似曾相通。此外，叶氏指出："斑疹宜见而不宜多见。"所谓宜见指邪有透达之机，并有助于病位在营在血，"不宜多见"因多见则邪毒猖獗，预后不良。西医学统计约 70% 的"流脑"病人皮肤黏膜可出现瘀点或瘀斑，为"流脑"败血症期的一项重要体征。叶氏对温病诊治各型阐述甚多，这里举其一斑，其宝贵的医疗经验至今犹是中医辨治"流脑"的重要武器。

3. 余师愚《疫病篇》的有关分析

在古代医籍中对疫病描述较为详细的应推清初余师愚。余氏总结前人及自己的治疗疫病的经验，著《疫病篇》一书，他于伤寒、温病等一般热病外，别列"疫病"一门，并强调其时行传染性，提高了中医对传染病的认识。王孟英曾誉为"独识淫热之疫，别开生面，询补昔贤之未遂。"在《疫病篇》中，许多审证辨病立法处方的经验，都可应用于"流脑"的中医诊断与治疗。如头痛、呕吐、斑疹、燎泡的辨治，独具只眼，给人启发。

余氏指出头痛程度是区别疫证与一般外感病的重要指征。他说："疫证初起，有似太阳阳明证者，然太阳阳明头痛至如破，而疫证头痛如劈，沉而不举。"（《疫病篇·论疫证与伤寒似同而异》）但又认为其头痛病理像"毒火盘踞头颅之内"，从临床来看，"流脑"之头痛比较严重，盖由脑膜内的神经受到毒素及机械性的刺激所致。本人临床体会，"流脑"之头痛比较严重，其痛如破如劈，每为重症，在短期内暴死者，可能系"脑膜脑炎型"笔者亦见有多例，余氏的认识确系经验之谈。

呕吐是"流脑"的又一主症，余氏辨呕，着眼于呕吐的频率和兼症，他指出伤寒"少阳之呕，胁必痛，疫证之呕，胁不痛，因内有伏毒，邪火干胃，毒气上逆，频频而作"。据报道流脑发生呕吐者，有时高达 80.7%。本人以为外感热病而见呕吐频频，须重视，若疏忽大意，每致漏诊。1959 年 4 月，一黄姓女子因发热来院门诊，吾闻其呕吐，虑其患流脑，随即检查其颈项强直，经脑脊液检查证实或得早期治疗。

疫病辨斑疹的临床意义十分重要，对此余氏有独特的见解，他不但审色，尤重审形。他认为："大者为斑，小者为疹，赤者胃中热极，五死一生，紫黑者胃烂，九死一生。余断生死，不光是在斑之大小紫黑，总以其形之松浮紧束为凭耳。如斑一出松活外见者，虽紫黑成片可生。一出虽小如栗，紧束有根，如屡透针，如矢贯的，此毒之有根固结者，纵不紫黑亦死。"西医学认为：在败血症期，不单皮肤出现瘀斑及瘀点，内脏亦可有出血现象。某种暴发性流脑甚至可能发生肾上腺广泛性出血或弥漫性血管内凝血，死亡率极高。在临床上余氏对这些斑疹色泽形态的观察经验，无疑有助于判断流脑的预后吉凶。

余师愚还对燎泡（疱疹）做出了较为详细的叙述。他在《疫证条辨》中说："面上燎泡，宛如火烫，大小不一，有红有白，有紫黑相兼，痛不可及，破流清水，亦流血水者。""燎泡"西医学称为单纯性疱疹。据资料统计，流脑病人续发疱疹占一定比例（约占 21.5%）。疱疹的临床意义：各种化脓性脑膜炎及脑炎以及虚性脑膜炎，多无疱疹发生，故可与流脑作鉴别诊断的参考。同时值得注意的是：口唇周围疱疹的出现，可提示预后的情况，临床上死亡病例病人，没有一例是有疱疹的。国内也有人认为"流脑"继发疱疹，多数并非暴发型，其预后较为良好。

本人曾治一少女贡某，16 岁，患流脑，昏迷 4 天，呼吸衰竭，但外发疱疹，我见此希望，用中西医结合的方法积极抢救至第 8 天，神志清醒，转危为安。

此外，余氏提出了"闷疫"这一危重疫证，他说："疫疹初起，六脉细数沉伏，面色青惨，昏愦如迷，四肢逆冷，头汗如雨，其痛如劈，腹内搅肠，欲吐不吐，欲泄不泄，摇头鼓颔，百般不应，此为闷疫，毙不终朝。"所谓闷疫，乃疫毒深伏，闷而不达之意。余氏对闷疫的描述，颇似西医学"流脑"的"脑膜脑炎型"。

笔者在 1965 年春，诊治一周姓职工，下午头痛，次晨头痛加重，伴发热而入院，至中午病人已陷入深度昏迷，各种反射均消失，眼球固定，瞳孔中度散大，诊断为"流脑"脑炎型，抢救无效，于傍晚即心跳停止，恶化之快，诚如余氏所言。

余氏疫病论治，发前人所未发，提高了中医的治疫疗效。《论疫疹之脉不可表下》中说："疫疹之脉，未有不数者……医者初认为寒，重用发表先伤其阳，表而不散，继之以下，又伤其阴，殊不知……疫热乃无形之火热而如硝黄之猛烈，热毒焉有不乘虚而深入耶？……如未服热药者，即用大剂清瘟败毒饮，重加石膏或可挽回。"在此，余氏认为治疗疫病非通常表下所能奏效，必须用大剂量清热解毒，方能克邪制胜，其所自制的"清瘟败毒饮"乃由白虎汤、犀角地黄汤、黄连解毒汤三方加减而成，是大寒解毒、气营双清名方。余氏在《疫证条辨》中共提 50 条，都以此方为主，随症加减用药。本人依法运用于"流脑"及其他疫病，确有一定疗效。

当然余氏所载之疫，是否是"流脑"难以定论。《中国医学史略》："余霖，字师愚……乾隆中桐城瘟疫，霖谓病由湿热，投以石膏辄愈。后数年至京师，大暑疫作……"其中桐城瘟疫，季节无考，京师大疫，发在夏暑，某些文章称其为暑热疫，暑热疫多指"乙脑"流行。笔者认为余氏所论瘟疫，发斑疹者居多数，《疫病篇》中论"斑疹"专著，可资证明。查《实用内科学》及《内科手册》"乙脑"项下所述体征均未提及有斑疹出现。据此，余氏所说，恐非"乙脑"而似"流脑"，可是，京师疫病大流行的季节在暑，与"流脑"的流行在春季的一般规律有异，这点尚待研讨。本人于 1966 年 8 月治疗"乙脑"期间，发现 3 例患儿皮肤有明显出血性斑疹，即检查脑脊液而得确诊"流脑"。因此本人认为暑季疫病，外发斑疹，应引起重视，考虑"流脑"可能。

二、本人治疗"流脑"的基本方法

笔者治疗"流脑"受益于余师愚，对西医学有关"流脑"的论述亦有感悟，在临床上采用中医辨证的治疗方法时，每考虑"流脑"病理本质，以求提高疗效，自拟一方，名"银翘解毒汤"：金银花、连翘、黄芩、山栀、丹皮、葛根、菊花、甘草。方中银、翘、芩、栀清热解毒，葛根解肌缓急，丹皮凉血散血，菊花疏散风热，甘草解毒缓急，诸药合用有清热解毒，解肌散邪，舒痉止痛之功。现代药理研究报道：金银花、黄芩、山栀有抑制脑膜炎双球菌作用，葛根能增加脑部的血流量，丹皮有抗菌消炎，改善瘀血充血的作用。凡"流脑"之轻中重型，都可应用本方。辨证加减如下。

①肺卫表证：加麻杏石甘汤及桔梗、牛蒡子。

②太阳经证：项背强几几，去丹皮、栀子、菊花，加麻黄、瓜蒌、桂枝、石膏，且石膏量宜大于 30g。

③气分热重：加石膏、知母、黄连。气营两燔，加鲜生地、赤芍。

④头痛较剧：加《医宗金鉴》之芎芷石膏汤（川芎、白芷、生石膏、菊

花、羌活、藁本）。

⑤热灼伤阴：加鲜生地、鲜石斛、鲜沙参。

⑥热盛动风：加羚羊角、钩藤。

⑦呕吐：加黄连、竹茹，或玉枢丹。

⑧发疹：加赤芍、茅根。

⑨发斑：用清瘟败毒饮加减。

三、四次"流脑"大流行的回忆

1932 年春季，我县华士镇"流脑"流行，当时西医尚无特效药问世，本人据卫气营血理论辨证施治。表现为肺卫证者，用麻杏石甘汤加葛根、金银花、连翘等，入营入血，用清瘟败毒饮，重用石膏，以玳瑁代犀角，桔梗易葛根，治疗 60 余例，治愈率 70% 左右，效果尚较理想。

1944 年春，又一次"流脑"流行，西药特效抗菌药磺胺噻唑（ST）已用于临床。我在中方治疗"流脑"基础上，增用（肌肉注射、内服或稀释后静脉推注）剂量很轻，共治疗 200 余例，死亡率约在 5%。

1956 年春，华士镇"流脑"再次大流行，医院设立隔离病房专科治疗。治疗上以西药磺胺嘧啶（SD）和 ST 为主，以中药辨证加减为辅，共收治 42例，22 例兼服中药，治疗 41 例，仅 1 例死于呼吸衰竭，死亡率 2.4%；门诊治疗 60 余例，则以中医中药为主，仅死亡 3 例，总死亡率 2.8% 左右。

较近一次，流行于 1965 年春季，常规治疗全部采用 SD 等抗生素及西医对症和支持处理，中药极少采用。计病房收治"流脑"64 例，死亡 3 例，死亡率约 4.7%；门诊治疗 50 余例，死亡 6 例，总死亡率约 7.4%，较 1956 年高。

分析这几次"流脑"流行的诊治疗效，首次纯用中药的疗效最差。末次流行基本上全用西药，死亡率亦较高，而中间两次都是中西医结合治疗，死亡率很低。这一事实，发人深省。本人认为，末次死亡率之所以偏高，除西药产生耐药性以外，放弃中医中药，也是一个不可忽视的问题。

如 1966 年春"流脑"散发病例鲍某某，男，11 岁，合并肺炎，高热痉厥，经西药治疗后，热退厥平，但继而出现中毒性肠麻痹，补钾无效，病情危急，乃用本方加减清热解毒，清营生津，肃降肺气，服药 2 剂，矢气频频，腹胀退，气喘平，神志清楚，得履坦途，调理而愈。

体会

（1）"流脑"中医一般归于"瘟疫"。散在发生，每依季节、症状定名，如"冬温""风温""春温"等，发于夏暑，也可称为"暑瘟"。在辨证方面，如能在西医学辨病的基础上进行中医辨证施治，则对本病的病理认识更为全面，治疗上针对性更强，有可能预为拦截防治。

（2）学习前人经验，要结合"流脑"临床实践，有所变通。笔者认为，余氏所立清瘟败毒饮对"流脑"败血症期及普通型重症的治疗较为妥剂。如属轻症，本人经验方银翘清解汤，清热解毒，轻灵透热，具有抗菌功效，可以随症加减使用。

（3）目前，如何进一步降低"流脑"死亡率值得研究。中医中药复方施治，既能配合对症治疗，又有抗菌作用，而且耐药株产生的可能性较小，具有很多优点。笔者认为，中西医二法防治"流脑"仍有提倡发展的必要。

（江苏省科委、省科协召开太湖地区科技大会交流材料，1982 年 4 月）

温病昏迷治验

一、春温

1932 年春，吾乡华士镇热性疫病流行，发病急暴，传变亦速，以其季节言，应属"春温"，而从流行情况言，似为"瘟疫"，西医谓"流脑"是也。由于当时西医尚无特效药物问世，故死亡率较高，为此往往谈虎色变，人心惶惶。本人对西医学有关"流脑"的论述早有感悟，治疗受益于余师愚，在临床上采用卫气营血辨证时，每考虑其病理本质，用清瘟败毒饮，并重用石膏，以玳瑁代犀角，并加金银花、连翘、葛根等味，效果较为理想。然人之禀赋各异，病之寒热虚实不一，棘手之证，苟非统用常法而皆能获效，古有"用药如用兵"之说，吾诚信其言。

病案

李某，女，14岁。初起微恶风寒，旋则身热如灼，汗出不解，头痛如劈，口渴引饮，呕吐频频，至第3天出现神志昏昧、呓语。邀余诊治，见其颈项强直，或时抽搐，尚有咳嗽阵作，痰黏难咯，舌红，苔黄白相间，脉弦滑而数。

良系春温热壅于胃，故肌热如燎，烦渴引饮；胃火上冲，故呕吐频频而作；胃热上迫于肺，肺失清肃，故有咳嗽咯痰；温邪蕴聚肺胃，引动厥阳升腾，上干清空，故头痛如劈；热极犯心动风，故而昏迷痉搐。脉证合参，病之关键尚在肺胃，肺胃之热得以清泻；自然热退神清而痉定。

拟方用麻杏石甘汤重用石膏，加入金银花、连翘、黄芩、葛根、钩藤、杭菊以分解郁热，1剂即获微汗，高热得减，抽搐略平，2剂神志渐清，咳嗽亦瘥，佳兆也。惟头痛仍为不休，易方羚角钩藤汤加减，连服3剂，其痛依然，余思热退神清后，头痛不止何也？辗转良久，在孟河名医丁甘仁先生治喉症肿痛，以"贴喉异功散"外贴人迎穴，使用发疱疗法的启示下，我用斑蝥、硫黄二药等份研末混合，以普通小药膏上药黄豆大许，外贴印堂部，一昼夜起核桃大水疱一个，揭去膏药，挑破水疱，流尽黄水，其头痛顿时若失，就此告瘥。

余师愚在《疫病篇》中论述头痛的病理是"头为诸阳之首，火性炎上，毒火盘踞于内"所致，发疱疗法能使药物作用于局部，盘踞之毒能引而外出，邪去则正安，故疗效胜于羚羊。

二、暑温

暑温传变迅速，易出现神昏窍闭。其产生原因主要有暑热内闭清窍，或痰浊蒙蔽心包两种，临床上应结合体征进行具体分析。如昏迷高热无汗，苔见白色，说明邪热虽已内陷心营，而暑湿之邪又遏阻气卫，属表里两闭之象；若昏迷兼见便秘或腹痛拒按，舌红绛，苔黄燥者，是热传心包，肠腑中有燥屎内结；见舌苔浊腻者，多为痰浊内闭；舌苔干黄，舌质红绛，为热毒内闭之象。治疗上应以撤热存阴为要，并针对病因，分别施治。

病案

吴某，男，2 岁。因持续发热 1 周，伴神志昏迷、四肢抽搐 1 天，于 1966 年 8 月 12 日入院，诊断为"乙脑"重型，经西医物理降温、人工冬眠等对症处理后，热势暂挫，次日体温复升至 41.60℃（肛），邀余会诊。症见神志昏迷，面色苍黄，呼吸急促，胸腹灼热，四肢厥冷，大便 4 日未解，腹部块撑，齿燥唇裂，舌质干绛，苔黄燥起刺，脉细数无力。暑热充斥，气营同病，阳明腑结、热传心包，且气伤津耗也，喘喝欲脱之兆，即在目前矣。

处方：鲜金石斛（先煎）25g，鲜沙参 25g，鲜生地 25g，白糖参 6g，玉泉散（包煎）18g，生大黄（后下）6g，瓜蒌仁 12g，元明粉（冲）5g，金银花 12g，连翘 12g，板蓝根 12g，大青叶 12g，1 剂，浓煎分 2 次鼻饲。

◎ 二诊：大便 2 次，量多色黑而奇臭，并有蛔虫 2 条，热渐稳定，神志渐清，四肢转温，时有轻微抽搐，舌干红，脉搏有力，腑气已行，气津有来复之象，而营热未清，肝风未清，原方白糖参易西洋参，去生大黄、元明粉、瓜蒌仁，加钩藤、甘菊，服 2 剂后发热未起，神志完全清楚，续以养阴清热之剂，调治旬日出院。

暑温"发自阳明"，暑伤元气，尤耗津液，古人认为治暑必补气，不补气不足以言治暑，故用人参白虎汤合三鲜汤清热益气，救液生津；金银花、连翘、大青叶、板蓝根清热解毒，是本人针对乙脑的病理实质而制定的基本方，无论何种证型，在何阶段，常以四味贯穿于治疗的全过程；腑热熏蒸，而以硝、黄苦寒下夺，急下存阴，热退津复，故神志转清，呼吸复常。是证若不投攻补兼施，必致实者愈实，虚者愈虚，气耗液涸，化源告竭矣。

三、湿温

治疗湿温，有忌汗、下、润之说，《温病条辨》明确指出："汗之则神昏耳聋，甚则目暝不欲言，下之则洞泄，润之则病深不解。"然一般而言，仅指病之初起而言，若湿滞相挟，已具可下之证，当下而失下；或邪已燥化，入营劫液，应滋而失润，囿于忌下忌润之说，足以贻误病机，犯虚虚实实之戒。宜各随证见，不拘一格。

在临床上，惟下法最难运用，因湿邪虽可化燥，然而终属阴邪，最易损人之阳气，如未具可下之证而早用苦寒下夺，恐致脾阳下陷，病情可从阳转阴，由燥化而转为寒化，此为运用下法时需要注意的问题。

病案

郭某，男，10 岁，1937 年 8 月 13 日初诊。

湿温两候，高热持续不退，徘徊在 39~40℃，昏昏欲睡，似明似昧，汗出鲜畅，腹虽软，但按之灼热，矢气频频，极臭，舌红，前半光剥，苔根黄腻，脉滑数，显为湿热积滞，互结肠道，腑热熏蒸，逼入营阴，津伤液劫，急当苦寒导滞通腑，佐以清营泄热，清其炎炎之威，方用酒制大黄苦寒攻下，荡涤积热为主，黑膏（生地、淡豆豉）清营转气，丹皮、赤芍凉血，黑栀、黄芩、金银花炭清热，甘草协和诸药，1 剂后，次日凌晨即下紫酱色溏粪甚多，其气热臭，体温随之下降，识亦转佳，复诊时减制大黄之量，去黑膏，续服 2 剂，病情便日趋好转，后痊愈出院。

另外应指出的是，湿温挟滞，与燥屎内结不尽相同。燥屎内结宜峻剂攻下，以存阴津；湿热积滞互结肠道，粪多如胶如酱，只宜苦寒导滞，微微通下，往往需缓泻多次，方能积去热清。

四、疫疟

日寇侵华期间，疫疟流行。其病来势凶险，寒热经来，一日数起，休作无时，或壮热持续不退，甚则神昏痉厥，变证叠起，而医者往往不识。余翻阅手头卷书，西医有恶性脑型疟疾的记载，证候表现与其颇为相似。以后遇到此类病人，即以疫疟论治，往往辄效，故悟及先前治者，多属误治。

疫疟之诊断，因受当时医疗条件（如检验等）所限，其症状极易与其他时行热病相混淆，较难鉴别。余积数载之经验，得出有二。一是观舌质：疫疟之舌质偏淡，系疟邪深重，耗伤气血之故，而其他热病，舌质多为红赤；

二是按肋下：左肋下多扪及癥块（脾脏），而其他热病则较为少见。

疫疟系疟毒为患，治疗应以"解毒"与"截疟"并重，不能俗套"卫气营血"之辨，古方小柴胡汤、达原饮、清脾饮等均可选用。余在临床上，解毒常用黄连、黄芩，截疟常会用柴胡、常山，其用柴胡者，取"疟不离少阳"而和解截疟也，用常山者，为"无痰不作疟"而化痰截疟也，品属以鸡骨草、常山为优。如神昏惊厥，多为邪入心肝，温凉之开，宜分辨施投。

病案

1941 年秋，华士龚家巷，龚某新婚未久，始起寒慄，继即高热，头痛如劈，后汗出而热稍衰，一日数作，四天后出现神志昏迷，其族人、岳丈均悉医理，并邀乡里名医诊治，而均伏暑论处，而无转机。某日夕阳西下时，邀吾出诊，至则，诸亲戚集，恐慌异常，余诊之，昏迷不省人事，但瞳孔未有变异，视其舌质淡，露气血不足象，按腹虽然充实，而无拒按之感，扪及癥块，显现于左肋下，似此病症，我已历治多例，均获痊愈，故断为尚非不治之症，前医医治无寸功者，则认六气为病，非识疟毒所致，处方用小柴胡汤合达原饮加菖蒲、郁金，连服四剂，热减而神志渐清，再诊时见舌苔厚浊，有矢气，系少阳阳明合病，以大柴胡汤通腑泻热，尽剂则便解热退而趋愈。

（叶秉仁著，张馥南整理，发表于江苏省中医学会编《中医急诊经验选辑》）

脑出血中医治疗五法

脑出血，中医称"中风"，起病时，多突然昏倒，严重者往往卒死，症情凶险。我的个人体会：在西医辨病，采用降压、止血、脱水、支持、维持水电平衡及抗感染的基础上，结合中医辨证，分别用息风开窍、养阴生津、疏涤肠道、豁痰清脑、补气活血等法，能提高疗效。

一、息风开窍

中风有中脏腑、中经络之分。中经络者病情较浅，中脏腑者往往突然昏倒，人事不省，病情凶险。中脏分脱证和闭证两种类型。脱证病人多深度昏迷，口开目合，鼻鼾，手撒，小便失禁，肢冷汗出，瞳孔先缩小后散大，脉微欲绝。我历年治疗脱证多例无一成功，今仅就闭证而论。

闭证又分阳闭与阴闭二类。阴闭神志昏迷，牙关紧闭，痰声辘辘，气静不烦，脉弦缓，临床较少见；阳闭多神志昏迷，面红气粗，脉象弦滑，舌苔黄糙，病由气血逆行，肝风内动，夹痰夹火上蒙清窍，治法以息风开窍为主。

药用珍珠母、灵磁石、代赭石等重镇平肝；羚羊角、甘菊花、钩藤、夏枯草等清肝息风。羚羊角性味咸寒，功擅平肝息风，根据本人多年临床体会及现代中药药理研究，羚羊角对缓解高血压病病人的头痛头晕、目珠胀痛及热性病抽搐惊厥有较好的效果，但无明显的降压作用。临床应当抓住羚羊角"平肝息风"的功效，辨清其适应证。

所谓"开窍"，是应用药物来清醒神志。一般阳闭用至宝丹、紫雪丹、安宫牛黄丸之类，阴闭用苏合香丸。

病案

瞿姓病人，52 岁。中风后 4 小时入院治疗，第 3 天夜间出现抽搐并发缺氧发绀，中西两法治疗 2 周后，病人仍是嗜睡状态，后给紫雪丹 4 支，分 2 天冲服，醒脑静（安宫牛黄针剂）5 支，分 3 天肌注，羚羊角粉 9 支，分 3 天内服，抽痉先止，继而神志转清。

息风、开窍虽然是两个不同的方法，但实际运用中有密切的联系。就病机来说，中风神志昏迷都因肝风鸱张夹痰浊上蒙清窍，故息风有助于开窍。临床应用，息风与开窍，二者是往往配合使用的。

二、养阴生津

《内经》："风淫于内，治以甘寒。"甘寒养阴生津是治疗中风的一个重要方法。河间说，中风之因火或与水亏并重。临床所见，病情略定之后，病人往往舌干齿燥，阴虚津伤，尤其是西医采用脱水疗法的，其津伤更为突出。虽然痰热未清，而甘寒生津之品此际必须佐入。如鲜生地、鲜石斛、鲜沙参、麦冬、鲜芦根等，可斟酌伤津的轻重，选用二三味或三四味。如其肝肾阴虚者，玄参、杞子、首乌、龟甲等均可选用。这些养阴救津之品，对于改善整体情况，弥补西药脱水剂的副作用，是有很大帮助的。

三、疏涤肠道

中风病人由于昏迷之后，消化道功能障碍，每易导致湿热宿滞，蕴阻肠腑。症见大便深黄臭秽，解之不畅，或大便枯竭，多日不通，舌苔黄厚腻或焦黄。中医从整体观出发，认为肠道燥结，腑气不通，则风火无从下降，故应重视疏涤肠道。大便溏臭者我每用大黄炭、银花炭、山楂、黄连、黄芩等，清化肠道湿热而涤垢；大便燥结者以增液承气汤加生首乌、瓜蒌仁，往往大便通畅，舌上黄厚苔渐化，胃气得和，痰火平静。《河间六书》载："若忽中脏者，则大便多秘涩，宜以三化汤通其滞。"方用厚朴、大黄、枳壳、羌活各等份，煎汤终日服之，以微利为度。但古人认为中风是由外风入中，而用羌活祛散外风，这个观点是错误的。

病案

又如前述瞿姓病人，入院经抢救转安，脉象弦滑数，舌老苔干黄，大便深黄而臭，睡眠不宁，球结膜轻度充血，我认为是肠腑湿热宿垢，化火上升，阴液耗伤，治当养阴生津，通腑逐秽。

处方：鲜金石斛（先煎）30g，麦冬9g，玄参12g，芦根30g，天竺黄3g，黄芩3g，黄连2g，酒大黄9g，山楂炭12g，银花炭9g，益元散18g，连服8天。

药后大便成条，臭气减轻，睡眠好转，结膜充血消退。而后大便又2日未解，有矢气，左下腹按到有粪块状物，苔仍干黄，此腑滞未清，原方去黄连、山楂炭，加决明子30g，生首乌30g，瓜蒌仁（打）15g，生山楂15g，连服7剂，药后大便正常通行，食欲增加，舌上黄苔大部褪去。

四、豁痰清脑

《丹溪心法》说"中风大率见血虚有痰，治痰为先，次养血行血"，又说："东南气温多湿，有病风者，非风也；由湿生痰，痰生热，热生风。"痰是中风的一个重要病因，而西医学认为患高血压病、脑动脉硬化者易于发生脑出血。脑出血的病机似与痰不相牵涉，但中医在治疗中风时，很注意豁痰清脑，此法常贯穿着治疗的始终。

中风初起，往往喉间痰声辘辘，初为痰闭，须用豁痰开窍之品，如竹沥、天竺黄及猴枣散等。如神志渐醒，喉间痰声已止，而神情呆钝，答语或清或乱，言语困难，亦为痰阻舌本，仍以应用化痰之法，如陈胆星、九节菖蒲、远志、天竺黄及二陈汤均可选用。同时，有火者佐以清火，有内风者佐以息风，有津伤者佐以生津，临证可辨证施治。

历来方书记载，灰苔、黑苔同主实热或虚寒，非燥矢内结，真阴告竭，即元阳衰微，均属危重之候。而临床见到痰证亦有此苔。曾治 3 例脑出血病人，在昏迷好转后出现灰黑苔，大便畅通后也不退，最后用化痰药后，黑苔方得化净。

病案

陈某偏中 2 个月，有时嗜睡，舌苔灰黑厚腻，右手脉滑，胃纳尚可，痰湿交阻，用导痰汤加减。

处方：陈胆星 9g，九节菖蒲 9g，制半夏 6g，炒陈皮 6g，白茯苓 12g，制远志 2g，炒枳壳 6g，桑寄生 12g，山楂炭 12g。

◎ 二诊：服 3 剂黑苔转为灰黄，口中干，续用女贞子、生首乌、枸杞子、决明子、桑寄生等补益肝肾之阴，有时加用生山楂、谷芽、麦芽等消导降血脂之药，约 20 天，舌苔又转灰黑，大便难解，再用导痰汤加决明子、瓜蒌仁等，服 5 剂，灰黑苔全化。

五、补气活血

中风危象缓解后，食欲正常，苔薄或略厚，二便无异常，而遗留肢体偏瘫，但无明显的阴虚、痰热征象者，可用《医林改错》补阳还五汤补气活血，结合针灸，对恢复肢体知觉活动疗效较好。补阳还五汤由黄芪、当归尾、赤芍、地龙、川芎、桃仁、红花7味药组成，原方黄芪用120g之多，我鉴于中风病人大多肝肾阴分亏耗，黄芪一般仅用12~30g，并须结合辨证加减。血压偏高见头昏失眠者加平肝潜阳药，如珍珠母、代赭石、甘菊花、夏枯草、钩藤、夜交藤等；气虚无力者加党参、白术等；血虚唇淡者加熟地、黄精等；阴虚唇红口干脉细者加生地、玄参、麦冬等；阳虚怯冷者加肉苁蓉、巴戟天、淫羊藿等。瘫痪在上肢者加姜黄、鸡血藤等；下肢瘫痪严重者加牛膝、川断肉等。《丹溪心法》说："半身不遂，大率多痰，在左属瘀血，并多血虚，在右属痰有热，并多气虚。左以四物汤加桃仁、红花、竹沥、姜汁；右以二陈、四君子等汤加竹沥、姜汁。"用药尚可取，但不凭四诊辨证，单凭左右来分，窃以为不然。

（发表于《中医辨治经验集萃——当代太湖地区医林聚英》，人民卫生出版社出版，江一平，沈桂祥，储水鑫主编）

伤风咳嗽辨治

有声无痰为"咳"，有痰无声为"嗽"，实际上，咳亦不尽无痰，嗽亦不尽无声，故一般通称咳嗽。咳嗽为外感内伤病中常见的一种症状，凡病涉及于肺，皆令人咳。咳嗽实为肺的祛邪自卫功能的表现。兹仅就伤风咳嗽而言，仿《医宗金鉴》体裁，以歌诀为主，便于诵记，附以注解及引证，悉以个人管见拾取。

> 外感咳嗽通用方，
> 杏贝前桔草煎汤。
> 紫苏生姜风寒治，
> 轻用葱豉重麻黄。

《景岳全书》云："外感咳嗽，无论四时，必皆因于寒邪。盖寒随时气，入客肺中，所以咳嗽，但治以辛温，其邪自散。"上海丁氏治外感方中常用杏仁、贝母、前胡、桔梗，功用为宣肺祛痰镇咳；甘草口服后，能覆盖在发炎的咽部黏膜上，减少敏感性刺激而镇咳。《类证治裁》说："感寒者辛温散之，紫苏、生姜、杏之属。"《肘后方》之葱豉汤用葱白3枚，豆豉9g，葱白通阳发汗，豆豉解表宣邪，治疗伤寒、温病，初起恶寒、发热、头痛、鼻塞，最为稳妥。体实表寒重者，用《伤寒论》"麻黄汤"发汗解表，合咳嗽通用方宣肺镇咳。

"香薷竹薄宜感暑，风热换用薄蝉蒡"

《类证治裁》论："感暑者，辛凉治之。香薷、薄荷、竹叶之属。"香薷辛、微温，发汗解表，祛暑化湿，利尿消肿，治暑湿感冒，发热无汗，头痛，实验对小鼠有镇咳、祛痰作用。陈平伯著《外感温病篇》第2条："风温证，身热畏风，头痛，咳嗽，口渴，脉浮数，舌苔白者，邪在表也，当用杏仁、川贝、前胡、桔梗、薄荷、桑叶之属，凉解表邪。"上海程门雪氏治是证，常在宣肺镇咳剂中加入薄荷、蝉蜕、牛蒡。

"口渴花粉芦根用，银翘散加菊兰黄"

外感咳嗽，表证未解，而体本阴虚，见口渴舌面干，或有裂纹者，宜加天花粉、芦根润肺生津。银翘散《温病条辨》方，为辛凉平剂。功能辛凉透表，清热解毒。实验研究证实其对流感病毒有抑制作用，若加入野菊花、板蓝根、黄芩，则抗菌、抗病毒作用加强。

"咽病玄参射与勃，风燥沙参梨皮桑"

风热型咳嗽，并发急性扁桃体炎者，用银翘散加入玄参、射干、马勃。玄参，咸寒清热滋阴；射干，苦寒清热解毒；马勃，辛平散邪消肿，均能治咽喉肿痛。

《温病条辨》桑杏汤：桑叶、沙参、杏仁、象贝、香豉、栀子皮、梨皮，功能清宣凉润。治外感温燥，头痛身热，口渴，干咳无痰，舌红苔薄白而燥，右脉数大者。

"痰湿二陈加朴苡，头痛芎芷羌荆防"

《类证治裁》说："感湿者，苦降淡渗之，厚朴、通草、薏仁之属。"与二陈汤并用，加强化痰湿之功。

外感风邪，往往头痛、恶风，可用荆芥、防风，表解则头痛自止。而有头痛明显者，痛在巅顶用羌活，痛在前额用白芷，痛在颈项用葛根，痛在两侧用柴胡。川芎引血上行，活血止痛，凡头痛明显者，皆可伍用。但风药必燥，阴虚肝火旺者慎用。

"嗓嘶胖蝶冬诃蝉，涕多辛夷薄芷苍"

"伤风失音效方"：诃子 3g，木蝴蝶 2.5g，麦冬 6g，胖大海 2 枚。蝉蜕散风热，治咽痛、声哑，合用则增加效果。

感冒鼻塞流涕，往往并发鼻膜炎，其上行感染者，可导致副鼻窦炎，常流黄浊鼻涕，昔称鼻渊。用苍耳子散治疗，苍耳子散出自《济生方》由辛夷、苍耳子、白芷、薄荷组成，主治鼻渊鼻塞不通。

"外寒里热麻杏甘，上燥中湿清肺汤"

"麻杏石甘汤"方出《伤寒论》。麻黄发汗解表，石膏清解里热，杏仁宣肺止咳，肃肺定喘，甘草协调诸药。本方不仅可治感冒发热，取治肺炎，亦收良效。

"清肺汤"方出《医宗金鉴》，"清肺肺燥热咳嗽，二冬母草橘芩桑。痰加蒌半喘加杏，快气枳桔敛味良。"方中以天冬、麦冬、知母、桑叶、黄芩、甘草清肺润燥；杏仁、桔梗宣肺；半夏、橘皮化中焦痰湿；瓜蒌皮、枳壳宽中散结，消痞排痰；五味子具有酸敛作用，热痰未化，不见虚象者，慎用。

"血虚四物气虚参，全凭辨证细端斟"

年龄有长幼，体质有虚实。血虚者患感冒，应佐以四物汤补血；气虚患感冒，应佐以太子参或党参。《太平惠民和剂局方》方参苏饮（人参、紫苏叶、葛根、前胡、法半夏、茯苓、枳壳、橘红、桔梗、甘草、生姜、大枣）可据辨证选用。

治疗"呼吸四病"的点滴体会

呼吸四病即感冒、慢性支气管炎、肺气肿、肺源性心脏病。从临床表现来看，四病以慢性支气管炎为中心，病理上相互关联。慢性支气管炎的诱发因素 80% 以上是由感冒进一步发展则为肺气肿，久则肺循环障碍，右心室肥大，发展为肺源性心脏病。中医学有关这类病症的摘述大多见于咳嗽、气喘、痰饮等范畴。其发病率占全国人口 38% 左右，50 岁以上老年人患病率为 12.9%。我国北方某些医院冬季门诊，慢性气管炎病人几乎占一半，可见其危害之大。

一、咳嗽

肺为娇脏，位置最高，职司呼吸，最易感受外邪。"皮毛者，肺之合也，皮毛先受邪气，邪气以从其合也。"故感冒为病，有从呼吸道入侵，有以皮毛受邪，感冒之症，除呼吸道症状之外，又有形寒、发热、头痛、体痛、食欲不振等全身症状，此属表卫证，只需解表，表邪得解，则咳自止。但有的感冒单以咳嗽为主症，全身证虽已解除，独咳嗽不止，则以治咳嗽为要。

咳嗽为一种保护性反射，是机体驱邪的本能，邪正相搏，赖肺津裹邪而为痰，肺气冲击而为咳，痰随咳出，邪得外泄。故宣肺去痰，是协助机体驱邪外出的一种治法。本人选用宣肺祛痰之品，组成"咳嗽通方"（杏仁、贝母、前胡、桔梗、甘草），或选加紫菀、款冬花、百部、白前等；痰黄肺热者加黄芩、黛蛤散；痰稀白肺寒者加白芥子、生姜；口干黏腻肺燥者加沙参、天花粉、芦根；苔腻痰多者加制半夏、陈皮、茯苓。

风邪袭肺，其风邪从现代角度看还包括病毒、细菌、过敏源和受污染的空气等。感冒咳嗽初起，除用上方外，并加入抗病毒和抗感染的板蓝根、蒲公英等，还可提高疗效。但此类药物性味偏于苦寒，不宜用于风寒咳嗽及有胃寒之体者，可加陈皮、生姜，或加桂枝，则可制苦寒之弊。咳嗽延久不愈可加入性味较平和，而又具有抗感染、抗病毒、祛痰、镇咳等多种作用的虎杖、平地木等。倘再加入能增强体内白细胞吞噬能力和提高备解素，调动机体免疫的鱼腥草，则疗效更可提高。

病案：痰热化燥，血络瘀滞

李某，女，33 岁，征澄路 3 号。久咳宿根 6 年，由于分娩时感冒咳嗽初起，后此，咳嗽不时复发，此次咳嗽气急逾旬日，夜间痰鸣口渴，苔薄微黄，脉滑，舌有紫气。风邪引动宿痰，逐渐化热化燥，肺络瘀滞。

处方：光杏仁 12g，桔梗 6g，前胡 10g，浙贝母 6g，款冬花 10g，炙苏子 10g，天花粉 12g，南北沙参各 12g，炒黄芩 10g，平地木 20g，虎杖 15g，生甘草 3g。

服 3 剂有效，接服 3 剂，咳嗽气急均平，后随访半年未复发。

按：临证用方不可只对症状，不知辨证，呆用其方。如本例若用治咳常用之麻黄、细辛、半夏则失之温燥，非所宜也。现用"咳嗽通方"加苏子、款冬花降气化痰，沙参、天花粉生津润燥，黄芩、虎杖、平地木清肺活血和络，热清肺润，痰化瘀消，收效明显。

二、痰饮

久咳咯痰多者为痰饮，浊腻者为痰属热，清稀者为饮属寒，痰与饮每多混杂，欲辨寒热虚实，应结合四诊，前言邪随痰出，病可速已，何故又患其痰多？据西医理论说，感冒咳嗽，气管黏膜无损，邪撤痰净则病安。久咳者，气管黏膜受损，黏液分泌增多，这种过多的分泌物，在某种不同的转化过程中，渗出于肌腠为肤肿，渗出于肠道为泄泻，渗出于气管则为痰，只是部位不同，而病机都属脾虚，故称脾为生痰之源。气管壁纤毛萎缩，蠕动缓慢，痰滞难出，故称肺为贮痰之器。久嗽者，痰源源不绝而去，肺阴必伤；久咳者，欲图冲击顽痰，声嘶力竭，肺气必伤。母病及子则伤肾，子盗母气则伤脾。《内经》云："五脏六腑皆令人咳，非独肺也。"故内伤咳嗽以脏腑功能失调为主。前人谓："咳嗽不止于肺，亦不离于肺也。"此说最为中肯。"肺合大肠"，说明肺与大肠的功能前人早就观察到其内在联系。内伤咳嗽，未必纯虚，曰痰曰饮之实邪由虚而生，故本虚标实者居多。治肺无效，通泻大肠，先去实邪兼调补脏腑虚方，临床有治愈之例。

病案：脾虚生痰，痰饮留肺

继母钱氏，年 54 岁，1949 年秋，沐浴后当风受寒，久咳不已，成为痰饮，痰略多，但无咯血。吾父通中医，常自处方，我行医未久，偶令我开，父必修改。治疗 1 年多无好转。余查阅《皇汉医学》见桔梗白散之应用巴豆之治效，欲试之又畏其猛烈，又顾效方难得，即以试之，惟巴豆制霜，油必去净，用量适宜，煮备绿豆糯米粥汤，绿豆可解巴豆毒，粥汤可以止腹泻，以防急切之需。于早晨空腹服药，半天泻下六七次，泻时腹痛，泻后疲乏，服绿豆糯米粥两天以和胃气，咳逆咯痰顿减。其苔白、脉缓，属脾肺虚寒，并用"止咳六君汤"（党参、白术、干姜、制半夏、桔梗、茯苓、款冬花、五味子、核桃肉、炙甘草），连服 15 剂，改服香砂六君子汤合金匮肾气丸而得根治。

按：《金匮要略》痰饮门，用桔梗白散泻下有效者，其理可能为通过巴豆的泻下作用，黏膜组织的渗出机能，改变为吸收机能。以后服止嗽六君汤、金匮肾气丸属于补虚固本的进一步调治。

近十余年来，医刊每见用巴豆制剂内服，治疗白喉，可使假膜脱落，稠痰排出，疏通气管，挽救窒息。而保赤散中亦有巴豆霜，故推测肺与大肠相表里是有一定道理的。

三、气喘

气喘是由气管炎发展引起的支气管狭窄、痉挛继而通气发生困难的表现。前人有"肺不伤不咳，脾不伤不久咳，肾不伤咳而不喘"之论，近代学者认为慢性气管炎病人属脾肾阳虚者多见，曾有人通过 ACTH 实验及 17- 羟类固醇含量测定，慢性气管炎病人垂体－肾上腺皮质功能变化，发现均有不同程度的衰退表现。故初步认为中医肾虚（阳虚）可能与垂体－肾上腺皮质功能低下有关。但气喘与哮喘、气短三证常互见。《医宗必读》描述说："喘者促促气急，喝喝有声，张口抬肩，摇身撷肚。短气者，呼吸虽急，而不能接续，似喘而无痰声，亦不抬肩……哮与喘相类……以痰结喉间，故呀呷作声。三证应当详辨。"哮与喘息，喉间有痰鸣声者，病变在支气管，实证居多。寒喘用三拗汤、射干麻黄汤，挟水饮者用小青龙汤，热喘者用麻杏石甘汤、定喘汤。麻黄能扩张支气管，为对症治疗之品。热喘而伴有肝阳上亢者（尤其是高血压病病人）麻黄忌用，可用地龙代替。短气、呼吸不能接续者，以严重的肺气肿居多，属虚证。肾阳虚者用金匮肾气丸加淫羊藿、补骨脂、核桃肉；肾阴虚者用都气丸加灵磁石、紫石英、肉苁蓉。西医学对严重的喘息证，很重视于肺源性与心源性的鉴别，事关生死，岂能忽视，严重的气喘，往往气喘与气短并见，不得平卧。如《金匮要略》说："咳逆倚息不得卧，其形如肿，谓之支饮。"又说："咳逆倚息不得卧，小青龙汤主之。"前者很像是心源性喘息，由水饮凌心，后者犹如肺源性喘息，水饮射肺所致。气喘见气短难以接续，汗出心慌，舌淡脉虚无力，均属危急重候。除配合西医抢救外，我常用生脉散为主，以人参强心扶正，五味子摄纳肾气，偏于阴虚者用吉林人参，偏于阳虚者用东北红参，喘甚气不归原者用蛤蚧尾，大汗亡阳者加茋附龙牡以回阳救逆。

病案：中虚气陷，肾不纳气

李某，男，54 岁，商业局干部。初诊：1977 年 7 月。

患慢性支气管炎、肺气肿、胃下垂等疾已 3 年，病休 1 年余。病人易感冒，犯则咳喘加剧，痰多。现当缓解期，亦动则气喘，晨起痰较多，平常吐涎沫，胃纳尚可，餐后脘胀，卧床片刻，脘胀乃舒，苔薄腻，脉缓滑。拟方益气健脾，补肾纳气。

处方：党参 12g，炙黄芪 12g，炒白术 10g，炒枳壳 10g，炒陈皮 6g，制半夏 10g，白茯苓 12g，五味子 6g，淫羊藿 12g，淡苁蓉 12g，补骨脂 12g，防风 6g，炙甘草 3g。

服药 5 剂，其效不显，窃以为慢性病，非旦夕能效，乃坚守上法，稍做随症加减，宗补中益气之意，共服百余剂，喘减痰少，体力转好，3 年来仅轻度发作，偶患感冒，也易治愈。

按： 本例为肺脾肾均虚，肺虚则卫气不固，易患感冒，故用玉屏风散益气固表，减少感冒的易发性；脾为生痰之源，故用六君子汤健脾化痰；动则气喘，肾不纳气，故用五味子、淫羊藿、肉苁蓉、补骨脂等补肾纳气。有人认为肺胀即西医学所说的肺气肿，举《百一选方》皱肺丸为治，认为方中"五味子酸收敛肺纳气，人参大补肺中元气，二味相辅，对肺胀的治疗，可谓大体已备。推测其意，人参、五味子一补一敛，可使松弛的肺泡组织，弹力恢复，膨胀的肺泡，再度收缩，残气可出，肺胀可治。余浅见所及，五味子功用并不止于此，其酸敛之功，可使扩大的黏液腺缩小，分泌物减少，使气管通畅。方中一味枳壳，取其宽中理气，缓解餐后脘胀。现代药理研究，能加强肌张力，作用于气管则排痰有力，作用于胃则改善下垂，与诸补气药同用则补而不滞。

病案：心肺两虚，大汗亡阳

陈某，男，69 岁，1979 年 11 月 15 日入院。患慢性咳嗽气急 6~7 年，继发冠心病。近 3 天咳嗽痰多，带有暗红色血液，食欲极差，恶心呕吐。服地高辛、氨茶碱已有较长时间。

西医诊断：①慢性支气管肺炎，肺气肿，继发感染；②冠心病，房颤，心功能不全 2~3 级。

◎ 初诊：12 月 2 日。咳嗽咳痰不畅，胸闷心悸不宁，动则气喘，脉数而促，舌紫暗无苔，心营与肺津两伤，气血运行失度，清肃之令不行。治以养阴生津，益气活血，清肺化痰。

处方：太子参 12g，麦冬 10g，五味子 6g，南北沙参各 12g，制黄精 12g，丹参 12g，广郁金 10g，赤芍 10g，瓜蒌皮 12g，黛蛤散（包）20g，贝母 6g，炙甘草 3g，服 3 剂。

◎ 二诊：12 月 6 日。烦躁吵闹 2 天，现反昏沉嗜睡，余症同前，烦躁者心肝火旺，昏睡则须防痰蒙心包，西医诊断为肺性脑病。原方加入天竺黄 10g，石菖蒲 10g，豁痰开窍，服 3 剂。

◎ 三诊：12 月 16 日。昨夜突然大汗淋漓，衣衫湿透，经 6~7 小时不止，舌干，舌根灰焦，脉微细结代，至数难清。汗为心之液，大汗则气阴两耗，阴不内守，孤阳外越，阴阳离决，即在顷刻。急当回阳救逆，固摄涣散之气，以防暴脱。拟参附龙牡汤合生脉散加味。

处方：东北红参（另蒸冲）10g，生黄芪 30g，淡附片 6g，煅龙骨（先煎）30g，煅牡蛎（先煎）30g，五味子 10g，麦冬肉 10g，炙甘草 3g。服 1 剂。

◎ 四诊：12 月 17 日。服药后大汗即敛，咳减，神情安泰，险关已渡，脉细略数，舌光无苔。心率 92 次 / 分，律齐，无期外收缩，心尖区 2 级收缩期杂音，病情已稳定。拟方补益气阴。

处方：太子参 30g，麦冬 10g，五味子 6g，生黄芪 30g，南北沙参各 12g，肥玉竹 12g，炙甘草 3g。服 3 剂。

半个月后，会诊他病，顺便探访，病人于昨夜突然胃出血，血从口中涌出，吸入气管，窒息死亡。

按：本例芪附龙牡、生脉，挽阳于顷刻，已得良效，然而后来终因血决而致不救。但究其死亡原因，据报道："在慢性支气管炎并发肺气肿的后期，尤其合并急性感染时……部分病人，可有消化道糜烂而引起大量出血。"中医分析：血流瘀滞，则可横溢，此其一；阴虚火旺，迫损血络，此其二。但在未发病时，较难正确诊断。

结语

（1）呼吸四病，应重视防治感冒，因感冒反复发作为呼吸四病进展的重要因素，老慢支合并肺气肿，大多就因新邪感染发病，"心肺两虚，大汗亡阳"案就是老慢支合并肺气肿、心脏病，也由新感引发加重，故对感冒不能不提高警惕。

（2）治疗问题：急性发作时以驱邪为主，邪去则培本。参阅文献可见老慢支以虚寒证居多数，病理变化主要涉及肺脾肾三脏，我认为应包括心脏，方更为全面。补肺应用玉屏风散，兼能固表而预防感冒；补脾宜用六君子汤，兼有化痰之效；补肾阳以金匮肾气丸，补肾阴以七味都气丸，均可变丸为汤剂，且可加入淫羊藿和平地木；补心以生脉散，在肺源性心脏病发生心衰或伴肺气肿时，酌情选用。本病用参因品种而异，太子参力较平和，仅用于补益心肺气阴；党参补中健脾；心衰虚脱之际，偏于阴虚用吉林人参，偏于阳虚用东北红参。若选用适当，其大补元气，挽救垂危之功，询非虚语。

（本文刊载于 1980 年《苏州医学》第 2 期 41 页。并于 1980 年 12 月 15 日，由苏州地区医学会推荐到江苏省中医学会，作为成立内科学会时首次学术交流资料）

张锡纯运用小青龙汤及
变通法治疗外感痰喘初探

张锡纯先生所著《医学衷中参西录》一书，是其一生的临床经验总结。他遵古训而不泥古，重实践而能推陈出新，并提出"合中西而融贯为一"，这种"古为今用，洋为中用"的学术思想，确为后学之典范。今就研读张氏运用小青龙汤及变通法治疗外感痰喘后的肤浅体会，就正于同道。

一、立论师法前古

张氏秉承仲景《伤寒》《金匮》之旨，结合几十年的临床实践，提出小青龙汤是治疗外感痰喘的主方。仲景原书对使用小青龙汤的指征有五条（其中《伤寒论》2 条，《金匮要略》3 条），主要治疗表不解，心下有水气之水寒相搏诸证。正如《伤寒论》40 条云："伤寒，表不解，心下有水气，干呕，发热而咳，或渴，或利，或噎，或小便不利、少腹满，或喘者，小青龙汤主之。"历代医家都认为本方是治疗寒饮射肺之剂，故有治水之称。在论述仲景方义时，张氏则认为："小青龙汤所兼主诸病，喘居其末，而后世治外感痰喘者，实以小青龙汤为主方。"将"外感痰喘"四字作为施治的指针，可见仲景画龙，张氏点睛，足资后学揣摩。

外感痰喘的发病机理，张氏遵循《素问·至真要大论》："诸气膹郁，皆属于肺""诸痿喘呕，皆属于上"的论述，明确提出与肺脏有关。是书引申其义："至外感之喘证，大抵皆由于肺……人身之外表，卫气主之，卫气本于胸中大气，又因肺主皮毛，与肺脏亦有密切之关系。"并归纳为三：①外表为风寒所束，卫气不能流通周身，以致胸中大气无所输泄，聚生膨胀之力，肺悬胸中，因受其排挤而作喘。②肺与卫气关系密切，卫气郁而肺气必郁，发而为喘。③外感之风寒内侵，与胸间之水气凝滞，上迫肺气而作喘。故张氏选用"理肺之剂"的小青龙汤，并从临床实际出发，制订了一系列相应的变通方法，可见其对外感痰喘的发病理论及论治方法，实出于《内经》《金匮》《伤寒》，并有所发展。

二、析方推陈出新

对小青龙汤的方义解析，一般都认为方中以麻黄、桂枝发汗解表，宣肺平喘，干姜、细辛散寒化饮，半夏降逆化痰，配以五味敛肺止咳，以防肺气之耗散，佐以芍药，协桂枝调和营卫，甘草协和诸药。而张氏则非常赞同陈修园的见解，认为小青龙汤当中五味、干姜、细辛为主药，并强调方中诸药皆可加减，独此三味不可加减。谓细辛"能发动擒辟活泼之灵机"。干姜"温脾肺，是治咳之来路"，五味"使肺气下归于肾，是治咳之去路"，二药一开一阖，以达相辅相成之功。尤其对五味子的应用，通过临证品验，则另有心得，认识到"五味之皮虽酸，其仁则含有辛味，以仁之辛济皮之酸，自不致因过酸生弊，是以愚治劳嗽，恒将五味捣碎入煎，少佐以射干，牛蒡诸药即能奏效，不必定佐以干姜也。"他对外感痰喘服小青龙汤愈而仍发者，自拟从龙汤治疗，方中重用龙骨、牡蛎，以其但敛正气而不敛邪气等等，这些新的方义阐述无疑对后学是有颇多启迪的。

另外，张氏更定后世拟用小青龙汤药物剂量，也是十分必要的，因为古今度量衡之有异，各地用药剂量的习惯也不尽相同，故提出这一项足可供临床参考。但在应用时可不必受其限制。

三、审病脉症并重

在辨治外感痰喘时，张氏善于察病候症，而尤重脉色，首辨虚实为要。

（1）察喘之形状，以候疾病的轻重。如喘且呻，兼肩息者为重；喘不至呻，亦不肩息者为轻。

（2）根据按脉之有力、无力及至数和形态的变化，以辨疾病的虚实、寒热之属性。

（3）视兼症的不同，以变通其方。文中载有兼发热者，兼结胸者，兼烦躁胸满者等论治，均为临证实验而得。

其他如望舌苔之变化，亦极精切；适合四时的用药，体现了整体观念的精神。这些均是张氏多年临床实践的结晶。

四、变通切合临床

外感痰喘，由于病人禀赋有强弱之差异，感邪有寒温之不同，证候性质有虚实之迥异，故在辨治时，张氏明确指出，宜"时时与之消息，不可拘定成方而不知变通也"。又云："小青龙汤为治外感咳喘之神方，其人或素有它证，予小青龙不宜，而至于必须用小青龙汤时，宜将其方善为变通，与素有之证无妨，始能稳安奏功。"于是，张氏根据证候的性质和兼症等不同，悉多寒热并用、邪正兼顾、阴阳互调，竭力筹思，将为变通其方，不拘一端，切合临床。

其主要的变通法可归纳如下。

（1）表寒挟热而喘甚者加生石膏、杏仁；喘不甚剧者可以自拟寒解汤（石膏、知母、连翘、蝉蜕）。

（2）外感喘证服小青龙汤愈而仍复发者，为正气不敛，自拟从龙汤（龙骨、牡蛎、白芍、半夏、苏子、牛蒡）。

（3）兼气虚者加人参；气阴两虚者加人参，天冬；虚而有热者加知母；

阴虚者以自拟滋阴清燥汤（生山药、芍药、甘草、滑石）；元气将脱，重用山萸肉，名曰回生山茱萸汤。

（4）兼咯血者，去桂枝，加杏仁、石膏、天冬。

（5）里热较甚，咳而发热，脉洪滑而实，舌苔白厚或兼黄者，可与白虎汤；表邪未尽加薄荷；挟痰滞者加瓜蒌仁。

（6）喘而结胸者，宜酌其轻重，以诸陷胸汤或丸，或自拟荡胸汤（蒌仁、赭石、苏子、芒硝）。

（7）喘而烦躁胸满，不至结胸者，宜越婢加半夏汤，再加瓜蒌仁。暑天以薄荷代麻黄。

以上这些，均反映了张氏知常达变，泛应曲当的高超医术。

五、实践历试皆验

我在临床实践中，常引申张氏方法治疗外感痰喘，只要辨证正确，而历试皆验。兹就临诊应用张氏经验，摄录治验三则，以示佐证。

病案：麻疹痰喘

治无锡丁港，3岁男孩。发热喘咳5天，前医用麻杏石甘汤1剂，喘咳稍平，继用银翘散复又加剧，发热日重一日。刻诊：见患儿喘时鼻翼翕动，喉间痰声辘辘，苔薄脉数。病属外感痰喘，但心下并无寒饮水气，倒是里热渐盛。银翘散为辛凉解表之轻剂，此病势表里共存，寒热夹杂，辛凉郁遏，邪气难以透达，故反促病进。当表里双解之。

处方：净麻黄1g，五味子1g，淡干姜1g，北细辛1g，白芍2g，制半夏1g，生石膏（先煎）15g，生甘草1g，嘱服1剂，分4次喂服。

◎ 复诊：次日喘逆、鼻煽、烦躁均定，浑身透发麻疹，身热亦减，而时有咳嗽，病情已入坦途，改用牛蒡、蝉衣、连翘、桔梗、紫草、芦根辛凉透解，就此告瘥。

病案：夹惊肺胀

华士钱家场，刘姓，男儿，方周岁。发热，咳喘十余日，并现惊厥。前医首用辛凉，继用甘寒，终投羚羊、紫雪迄无转机。患儿舌绛而干，脉象细数，论脉舌甘寒必投，而发热汗少，咳喘喉间痰声，肺气尚郁闭，病之关键尚在肺，肺气一开，邪热外达，自然热退惊定津回。用小青龙汤小剂合三鲜汤之甘寒重剂，甘寒以救阴，辛温以透解定喘。

处方：鲜生地、鲜金石斛各 24g，鲜沙参、鲜芦根各 18g，生石膏（先煎）15g，小青龙汤诸药均小其制，另磨服羚羊角尖 0.6g。

1 剂即见转机，2 剂热退痉止，喘逆得平，诸症遂安。是证舌绛、惊厥，症势凶险，其咳喘上气，喉中痰声一证，与《金匮要略》肺胀颇为相似，故以小剂量小青龙汤透表定喘，加石膏以清热，并监制大队辛温助热之弊，通治表寒里热，"咳而上气，烦躁而喘"。合三鲜汤者，是辛甘寒合法，为阴伤液劫而设。若不认病，漫言风寒、风热、阴虚，泛投通套方药，只能贻误病机，疲于应付。前医所以用三鲜汤加羚羊、钩藤、贝母、天竺黄不效者，即在于此。

病案：持续哮喘

金某，男，54 岁，工人。素有咳喘之恙，1980 年深秋，感受风寒，引动宿疾，咳嗽气急，经西药治疗，咳喘时轻时重。翌年 2 月初，突然气喘加重，倚息不得卧，竟达三昼夜，应用激素、氨茶碱、抗生素、碳酸氢钠等已无效果，西医谓之哮喘持续状态，症情危重。

2 月 8 日邀余会诊。病人高枕而倚，尚在输氧，神情呆滞，精力疲甚，痰呈白沫，自诉胸闷头昏，心悸口渴，胸膺有火气上升，舌红、苔薄白，脉数。痰饮射肺，久蕴化热，继而伤津，且下焦元根渐虚，证情寒热虚实相互交织，颇费神思。余思仲景治心下有水气，咳逆倚息不得卧，有青龙汤法；口渴者，则有小青龙汤加石膏法，但气阴俱伤，纯投小青龙汤，恐有助热伤津之变。遂仿张锡纯变通法，以小其制。

处方：净麻黄 2g，川桂枝 3g，北细辛 2g，淡干姜 2g，五味子、制半夏各 6g，白芍 5g，玉泉散（包）18g，又加鲜石斛 24g，太子参 12g，护养肺胃之阴，为平冲降逆，镇潜浮阳，又宗从龙汤法，加煅龙牡各 15g，炙苏子（包）12g，熟牛蒡 10g，嘱服 1 剂。

◎ 二诊：次日气喘减轻，脉象亦缓，口仍干，痰呈白沫，原方加黄芩 10g，继服 2 剂。

◎ 三诊：2 月 21 日。已能平卧，但咯痰不爽，色白黏稠，面红，心率 72 次 / 分，又予原方 2 剂。自此病入坦途，持续性哮喘解除，仅每天傍晚自感热气上冲，痰黏，乃用清润化痰之剂善后。小剂量小青龙汤合甘寒药治寒热夹杂之咳喘，临床上屡用之，确有桴鼓之效。

（成文于 1984 年 12 月，后收载于《春申医萃》，江阴市中医学会编，1991 年 1 月）

肺结核治疗简介

肺结核是西医学的病名，中医称之为"肺痨""尸疰"等，中医学很早就认识到本病具有传染性，有辗转传疰的特点。认为本病的致病因素主要是气血不足，机体抵抗力差，或久咳不愈，肺气虚弱，感染结核杆菌而发病。故本病病变部位主要在肺，但在发展过程，可涉及肝肾，甚至影响整体。由于结核杆菌的毒素作用和对人体的精气消耗，本病初起以耗伤肺阴，虚火内生为主要病理改变，久则阴伤及阳，阴阳两伤，累及五脏。

我们根据肺结核的病因病理和临床特点，确定了滋阴润肺，抗结核杀虫为本病原则，再根据临床症状，随症治疗。代表方用双百补肺汤。

一、组成

百合 12g，百部 12g，南沙参 12g，北沙参 12g，天冬 9g，麦冬 9g，海蛤散（包）24g，白及 12g，功劳叶 21g。

二、方义

百合、南北沙参、天麦冬、功劳叶、白及可强壮养阴补肺；百部、海蛤散可抗结核，镇咳祛痰。

百部： 能镇咳，杀痨虫。实验研究报道其功效有：①抗结核：体外实验研究证实其对人型结核杆菌有抑制作用；②镇咳：本品含生物碱，能降低呼吸中枢的兴奋性，从而可能有助于抑制咳嗽反射。

白及： 能止血，补肺生肌。体外实验研究证实其对人型结核杆菌有显著的抑制作用，可促使血细胞凝聚，形成人工血栓，实验室研究证明，白及末的止血效果较迅速且确切。

海蛤散： 为海蛤壳和海浮石各等份，研制而成的粉剂，这两种药品都具有清热化痰，软坚散结，对结核杆菌有抑制作用。

百合： 为滋养强壮药，对肺结核及干性支气管炎有滋润缓和止咳的作用，并可清热镇静作用。

沙参： 治肺虚燥咳，故肺结核、老年慢性支气管炎的干咳，均适宜，北沙参滋阴清热较强，南沙参祛痰作用较好。

天麦冬： 这两味药都具有滋阴润燥，清热化痰，镇咳作用。

功劳叶： 即十大功劳叶，为清凉性滋养强壮药。适用于结核性潮热骨蒸，腰酸膝软，头晕耳鸣等。

三、随证加减

阴虚火旺： 除有干咳少痰，唇燥口干之肺阴不足的症状外，兼有潮热骨蒸，颧红、失眠、盗汗，或吐黄痰，或吐鲜血，男子遗精，女子月经不调，舌质红绛，苔少或黄苔，脉数。一般阴虚火旺，可于双百补肺汤加生地、元参、麦冬（增液汤）。

潮热： 可合用青蒿鳖甲汤，鳖甲治骨蒸劳热，对结核病人的虚热有效，银柴胡、地骨皮也可选用。

失眠： 加枣仁、合欢花、夜交藤。

盗汗： 合用当归六黄汤，虚火不旺者可加黄芪、瘪桃干、浮小麦。

吐黄痰： 加金银花、黄芩、鱼腥草。

咯吐鲜血： 加仙鹤草、侧柏叶、墨旱莲，服用后仍不止再加阿胶、参三七末。吐血如涌，应结合西药抢救。

梦遗：加知母、黄柏、生地、金樱子、芡实。

月经不调：合用四物汤，再加丹参、鸡血藤。

脾气虚弱：症见咳嗽气短，痰吐稀白，自汗畏风，食少腹胀便溏，面色㿠白，或有浮肿，舌淡苔少，脉细或细数无力。

气虚脾弱：可于双百补肺汤加入党参、白术、茯苓、甘草。

咳嗽气短：加五味子、款冬花、紫菀。

自汗畏风：加黄芪、白术、防风（玉屏风散）。

食少腹胀便溏：加砂仁、木香、白术、六神曲、麦芽。

面色㿠白：加党参、白术、当归、黄芪。

浮肿：加白术、山药、茯苓、泽泻。

舌红少苔：加冬虫夏草、石斛、玉竹。

（本文发表于《中医临床经验选编》第 42 页，江苏省新医学院中医系编，1976 年 11 月）

协定方治疗"上呼吸道感染"77 例

上呼吸道感染属中医"感冒""时行感冒"等范畴，四季均可发病。我采用协定处方治疗上呼吸道感染 77 例，获得满意的效果。介绍如下。

方药组成：野菊花 15g，薄荷 6g，荆芥穗 12g，淡豆豉 12g。咽痛者加蒲公英、射干；汗出恶风者加桂枝、白芍；夹滞者加山楂、神曲；热甚者加银花、连翘。

治疗方法：用水煎服，每剂药分 2 次服。3 天为一观察疗程。发热者肌注柴胡注射液（每次 4ml），病较重者适当补液、对症处理。一般不使用西药退热。共治疗 77 例，其中住院 5 例。男性 36 例，女性 41 例。年龄 7~81 岁。辨证中属风寒型 17 例，风热型 41 例，寒化热型 7 例，挟湿 6 例，夹滞 2 例，夹暑 4 例。发热甚者 55 例（体温 37.5~40.1℃）。

治疗效果： 一个疗程治愈者 45 例，两个疗程治愈者 29 例，三个疗程治愈者 3 例。热退时间 4~52 小时，平均 13 小时。症状消退时间为 1~7 天。仅 1 例在第 6 天退热，症状于第 13 天消失。所观察者未见明显并发症。

体会： 协定方来源于苏州市中医院。经观察，治疗上呼吸道感染疗效尚感满意，且临床使用未发现明显副作用，辨证容易掌握，具有简便价廉等特点。方中野菊花用量独重，是取其疏风清热解毒之力较强，现代药理研究认为野菊花有抗病毒、抗菌消炎及退热作用，这与取得较好疗效是不无关系的。

（肖美玲协助整理，刊于《春申医萃》，江阴市中医学会编，1991 年 1 月）

治呕经验谈

一、阴虚气逆，石斛沉香可制

阴虚指胃阴之虚，气逆指肝气之逆。盖病人久呕，胃津必伤，胃虚则肝气更为亢逆而呕吐不止。症状每见干呕频频，心烦面红，胸脘痞闷，口干苔剥起裂或苔薄少津，脉细而弦，治当滋阴清热，平降逆气。我常用石斛配沉香为主，酌情选用北沙参、麦冬、绿萼梅、制半夏、陈皮、竹茹等。石斛性味甘寒，功专滋养胃阴，如用鲜品，清热之力尤胜；沉香性味苦辛，功能降泄逆气，两药配合，滋胃阴而顺气，泄肝逆而护阴，刚柔相济，疗效较好。

我曾在 40 年前患疟疾，寒热起伏，发有定时，口干喜饮，饮而复吐，再饮再吐，汤液难进，诸方无效。寻思温病以保津为要，久呕不止，阴液日见消耗，应急急止呕保液。于是，自用沉香磨细末，吞服少许以降逆；石斛文火煎汤，频饮以养胃生津；另取鲜藿香、鲜佩兰用滚开水泡汤代茶以清暑化浊。初服即觉心胸舒畅，呕吐频减；再服能进汤水而不吐，遂配合抗疟治疗，疟疾亦获痊愈。由此，我切身体验到石斛与沉香并用，对治疗胃液耗伤的呕吐，是有一定疗效的。

病案

近年治一高姓女病人，患胃神经官能症合并习惯性便秘。大便数天不解，脘腹胀满，呕吐频繁，用西药溴米那普鲁卡因、氯丙嗪等止呕效果不明显。因思其胃气不降，是由腑气之不通，遂用硝黄与降气镇呕药同用，结果大便依然不解，呕吐反而更甚；再进西药果导片，腹胀非但不减，反而腹痛。细察病人尚有精神疲倦，舌质较红，苔干而少津，根部微黄等证征，实属胃之气阴两伤，肝经气火上逆，改方用鲜金石斛 30g，沉香片 3g，以此两药为主，再加太子参 15g，代赭石 30g，紫苏叶 2.4g，黄连 1.2g，姜竹茹 4.5g。服 1 剂后呕减，3 剂后呕止，能进稀粥，而大便仍不解，给服更衣丸 4.5g，大便即行。可能是由于肝逆一平，胃气得降，加以滋补气阴，所以服更衣丸好比顺水推舟，不费大力。

二、热呕液伤，丁地相配颇宜

我早年跟随闽籍无锡魏老先生临证，见他治多例重症呕吐，每用丁香、黄连、吴萸、半夏、陈皮等而获效。遂知丁香不专治呃，尚能止呕。查《图书集成医部全录》呕吐门中列方 103 张，而用丁香的有 22 张，所以《蜀本草》谓其"疗呕逆甚验"，绝非虚语。唯其性温热，一般只用于胃寒呕吐，然而临床上又每见火旺阴伤之证，如《素问·六元正纪大论》就有"火郁之发，民病呕逆"之说。于是，在石斛配沉香的经验体会下，我遇到热呕液伤，出现舌质红赤者，试将丁香与鲜生地配伍应用。丁香下气止呕，鲜生地既可清营救液，又可减少丁香温燥助火的副作用。如此配合，相反相成，用之确当，每获良效。

病案

忆曾治一尤姓老妇，患急性胃炎，呕吐发热，胃脘作痛，经西医补液抗菌止呕等治疗，呕吐仍然不止，病人憔悴疲乏，要求中医会诊。察其舌质干红，苔黄浊，脉象细弦而数。是肝胃有热，津液受灼。

处方：鲜生地 30g，公丁香 1.8g，黄连 2.1g，吴萸 0.9g，制半夏 6g，鲜芦根 30g，陈皮 4.5g，姜竹茹 4.5g。

连服 2 剂后，呕止热退，痊愈出院。

此外，肝气郁结，幽门痉挛引起之呕吐，我常用全蝎 2.4g，配合赭石、元胡、白芍、郁金、香附等药，往往获效。一般习知全蝎功能镇痉息风，治惊痫抽搐而不知它能解痉止呕，为别有一功。凡遇小儿吐蛔后呕不止，单味乌梅煎汤，兑入橘汁，频频送服，止呕甚佳。以上点滴经验，属于个人一孔之见，仅供初学中医者参考。

（本文刊于《新医药学杂志》1977 年第 6 期）

中医对消化性溃疡的证治

消化性溃疡病是现代病名。以胃或十二指肠发生局限性溃疡为主要病变，因此立名。典型症状：有规律性胃脘痛，周期性发作，伴有嗳酸，呕吐，嘈杂和消化不良等症。西医诊断通过钡餐透视诊断。本病病程漫长，自几月至几年，甚至可以迁延 20~30 年不等。病人吃面食舒适，服苏打亦能即时止痛。在慢性发展过程中可以并发幽门功能性或疤痕性狭窄及胃出血、胃穿孔等。本病为内科常见疾病，发病率较高，诚为马云祥氏所说："本病发病率高而劳动力损害大，病史长而特效疗法少。"为此，我们应该在中医学的宝库中来努力钻研和发掘，从而提高对本病治疗的疗效。

本病我国古代即有，学说散见于历代中医学文献中，虽无完整的资料，实包括在胃脘痛、心痛、肝胃气痛、呕吐反胃、吐血便血各门中。新中国成立之后，有的医者献出祖传验方，有的医者发掘特效疗法，有的医者在辨病的基础上掌握中医辨证论治的特点，初步划分各种病型，以便于科学研究和总结提高，大大丰富了本病的理论知识和治疗经验。兹就笔者所见文献，结合个人体会将本病致病的因素和病机的发展列成图解，并将本病的分型辨证论治编成通俗的歌诀，附以各家的学说为论证，以便于自己的诵记，并作为我院同学们的学习参考资料。今来县作讲，自愧心得太少，错漏较多，抛砖引玉，竭诚欢迎指导。

一、病因

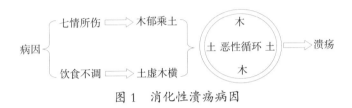

图1　消化性溃疡病因

1. 七情所伤

《素问·六元正纪大论》："木郁之发，民病胃脘当心而痛。"方贤《奇效良方》说："胃心痛者，腹胀满，不下食，食则不消，皆止不平，喜怒忧郁所致属内因。"汪慎之说："情绪失调，促使肝气郁结不宣，或横逆无制，以致影响脾胃二脏的正常功能，因而形成溃疡病的发生。"中国人民解放军八一医院钱岳平说："中医学所指肝气郁结，大致相当于西医学中所指的高级神经活动机能紊乱，脾胃受克系指消化系统罹病，两者在发病机制上是一致的。"（摘自《江苏中医学会论文选编》，1962年）

2. 饮食不调

《素问·本病论》说："因饮食劳倦，损伤脾胃。"《医学正传》说："致病之由，多因纵恣口腹，喜好辛酸，恣饮热酒煎炸，复餐寒凉生冷，朝蝎暮饮，日积月深，自郁成痰，痰火煎熬，血亦妄行，痰火相杂，妨碍升降，故胃脘疼痛，吞酸嗳气，嘈杂恶心。"巴布洛夫也认为："长期饮食秩序和性质失常（包括饮食时间及质量的异常变化等）是诱发消化性溃疡的内在病因。"这也说明了溃疡病除精神因素之外，饮食失常也是本病的重要原因。

二、病机的发展与分型

本病初起属实，肝胃气滞，病在气分，久病转虚，或伤脾肾之阳而呈虚寒之证，或伤肝肾之阴而呈虚热之证。根据临床观察，虚寒证多虚热证少，而往往又虚中夹实者多。病机由气入血，气滞血瘀进一步发展为瘀塞中道，反胃呕逆，或则络损血溢，严重者胃穿孔。

近今各家，对溃疡病划分病型，各有见解，其中类同者多，而互有异殊，兹以个人的看法，综合归纳为单纯型、气滞型、虚寒型、虚热型、瘀痛型等五个类型，列各种证候。此不过举其常而已，盖因此型与彼型可以转化，二型与三型可以合并，又可以与他病并发，病情变化多端，应以辨证为主。

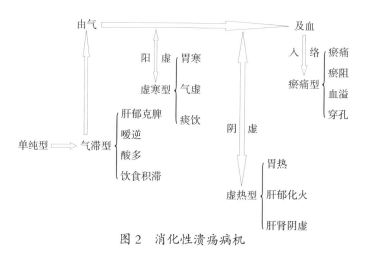

图 2　消化性溃疡病机

三、证治歌诀

溃疡病中单纯型，芍草麦芽与延铃。
常用蛋壳为粉剂，佛手荔枝半桂丁。
气滞沉香降气散，酸多乌贝瓦楞平。
肝郁克脾逍遥散，随加三香合郁金。
嗳逆旋覆代赭石，腹胀厚朴木砂仁。
如有饮食停积滞，保和方加麦鸡金。

阳虚脾胃虚寒证，黄芪建中汤可循。
寒胜可用良附丸，虚多香砂六君宁。
寒阻气郁伽桂散，久痛不愈芪莪棱。
呕吐清水萸姜半，二陈平胃治水饮。
挟热山栀左金丸，便秘蒌仁草决明。
肝郁化火伤津液，胃痛多年服地丁。
一般胃痛液不足，滋水麦冬养胃阴。
痛定不移络中瘀，失笑乳没红桃仁。
溃疡日久络伤损，失血病情分重轻。
止化凉温急固脱，软食营养最要紧。
锥痛不停急腹症，手术指证要当心。

四、论证

（一）单纯型

是指溃疡病病人症状，只呈现规律性的胃脘痛，而无显著寒热虚实征象者。

"溃疡病中单纯型，芍草麦芽与延铃"

甘草延胡汤是笔者经验方，用于治疗胃脘痛。

［组成］生甘草、生白芍、延胡索、金铃子、生麦芽。

［方义］本方是治疗溃疡病的通方，药五味，包括了芍药甘草汤和金铃子散两张成方。芍药甘草汤出自仲景《伤寒论》，《皇汉医学》记载日本吉益东洞翁谓"本方以治拘挛急迫者为定义。"程钟龄在《医学心悟》中说："芍药甘草汤止腹痛为神。"沈自尹等说："溃疡病基本表现为肝胃不和，柔肝和胃之芍药甘草汤可作为基本方。"（《中医杂志》）。裴方鹤说："溃疡病多虚证，而后期更多虚热，故甘草芍药应为配伍必需用品。"（《甘肃中医》）常熟陶君仁说："肝脾胃三者功能失调，为本病病理变化的核心。因此如何把三者调和起来是临床治疗的中心环节。我们认为芍药味酸入肝，为敛阴养血的主药，与甘草同用，则酸甘化阴，缓中止急，再加麦芽生用与肝相求，入肝

而遂其条达之性，三味合用，柔而不腻，甘而不滞，酸而不敛，为治肝和胃要药，以之与补气温阳药同用，可以获实脾适中之效；于畅气和络药同用，可以收疏肝解郁之功。所以不论木郁或土滞，都可应用。"(《江苏中医》)

甘草为治疗溃疡病之有效药物，为近代中西医药界所共识。《现代实用中药》："甘草浸膏可治溃疡病。"《日本内科杂志》载田飞幸氏报告说：甘草治疗 101 例溃疡病的疗效达 90% 左右。《中华内科杂志》载李士梅等报告："100 例早期溃疡病病人，经甘草流浸膏治疗 6 周后，90% 以上获得良好效果，疼痛在 2 周内消失。在治疗的过程当中均无严重的副作用，仅有 12 例病人出现轻度水肿，14 例病人出现血压轻度升高，但停药后副作用即消失，给予病人以低盐饮食时，会减少此等副作用。"《浙江中医》赵东亚报道：甘草煎剂内服，甘草 90g 加水 400~500ml，文火煎 1~2 小时，煎至 180ml，过滤，饭前空腹服用，每日 3 次，在饮食方面采取低盐每日 5g，观察 11 例，10 例全部愈合，症状基本消失，疗程 40~60 天，1 例显著进步。福建省中医研究院庄子长报道：甘草的成分除了甘草次酸以外，尚有甘草黄素等，日本藤卷昭氏认为甘草黄素有强大的阻止溃疡发生的作用，赤星三弥氏认为甘草有像阿托品一样的作用(《中国临床经验汇编》)。

金铃子散为治热厥心痛或作或止，并治心腹胁肋诸痛，烦躁脉数，舌红苔黄，食而痛益甚者。方中金铃子能泻肝火，行气滞。《上海中药学讲义》："延胡索的主要成分罂粟止痛碱为镇痛药。"《上海中药学讲义》："延胡索用于气血凝滞，胸脘疼痛，经滞腹痛之症，最为相宜，且药力持续，功效优良。"中国科学院药物研究所金国章说："实验证明延胡索乙素有镇痛效能，又有良好的镇静镇定作用。其中以镇痛和镇静两作用较突出。"(《上海科学技术论文选集》)。张松耕说："金铃子散为刘河间先生所创制，用治热厥心痛。后世名医以本方加减治疗各种胃痛者，颇不乏人。为清代程钟龄治心滞气痛之沉香降气散，与热厥心痛之清中饮，皆系由本方加减而成。笔者以本方加减使用治疗胃痛，颇觉得心应手。加减法中，喜食热物，舌淡苔白，加吴萸、高良姜，甚者可加肉桂。"(《江苏中医》)。

[功用] 综上所述，甘草延胡汤治疗溃疡病的胃脘痛是有理论和实践根据的。本方治疗溃疡病，对病对证起到了两方面的作用：甘草阻止溃疡的发生，整方又起到调和肝胃止痉止痛的作用。如能随症加减，亦可同用于溃疡

病的各型，也可通用于各种胃脘痛的一般症状。

"常用蛋壳为粉剂，佛手荔核半桂丁"

蛋佛散是民间秘方。1935 年，无锡业师魏蠹观先生患胃痛颇剧，一月三易方而无效，车夫某于棚户传来此方，一服即效，即制备以应门诊，服者每效。

［组成］鸡蛋壳 300g，佛手 30g，荔枝核 9g，制半夏 9g，上桂心 3g，公丁香 3g，上药共研细末，鸡蛋壳要水飞。

［方义］本方以蛋壳粉制酸，庇护胃黏膜溃疮口，佛手、荔枝核、制半夏等芳香健胃，镇痛而止呕，佐以少量的丁桂散，芳而不烈，温而不燥，促使胃液正常分泌，胃内气体容易排除，并加强了止痛的效果。

病案

赵明元，男，40 岁，周庄米厂职员。

1951 年（时年 27 岁）患胃脘痛。初起泛吐清水，继起心窝部闷痛，每天都在饭后半小时发作，吃面食舒适，饮酒可以暂时止痛，不能吃粉丝，吃必痛，有时呕恶，呕出物清水多酸水少，服小苏打嗳气后就好，而至时又痛，持续服小苏打 1 年后失效。改服一七○，效颇佳，治愈约半年后胃痛复发。复发之前先有胃脘闷胀，经过几天后开始胃脘痛，服复方氢氧化铝、一七 0 都无效，后在 1953 年于华士医院配服蛋佛散 60 包，得以治愈，8 年未作。1963 年冬，病发比之前轻，医院无蛋佛散配出，即服一般胃药，可以当时痛止，而不时发作。

病案

钱萍，男，35 岁。江阴合作社职员。

1952 年（时年 23 岁，于华士大生布厂工作）患胃痛。初起泛吐清水，口中味涩易呕吐，续起胃脘痛，不能吃饭，吃了饭胃痛即作，吃饼干、粥、泡饭、面食等比较舒适，厂中出名，称其为"勿吃饭先生"。胃痛每天发一次，剧痛之际在床上打滚，头部出汗，胃脘抵在台角上可以减痛，服西药无效，吃罂粟壳也只能暂时止痛，前后约 2 个月余，曾服中药多次亦无效验，乃服蛋佛散，服至 5~6 天，痛减纳食，连服 1 个月，胃痛全止，再接服 10 余天，痊愈迄今未发。

蛋佛散是专病专方之剂，而其性略偏温，除对虚热型须与清热养阴汤剂配用外，也可通用于各型。

（二）气滞型

《景岳全书》记载："胃脘痛症，多因食，因寒，因气不顺者。然因食，因寒亦无不关于气。盖食停则气滞，寒留则气凝。"陈修园说："痛则不通，气血郁滞也。通则不痛，气血调和也。"故溃疡病的整个过程中无有不胃脘痛者，也无有不气滞者，普通型为气滞的开始，瘀痛型为气滞的后果，程度有深浅，机制自不同，故本型所指，完全属机体功能的障碍。既未发展到虚，亦未发展到瘀。其中反胃一证，有一部分属于幽门瘀阻，为叙述便利起见，故未归入瘀痛型。

"气滞沉香降气散"

《医学心悟》："气痛者，气壅攻刺而痛，游走不定也，沉香降气散主之。"本方以香附疏肝郁气滞，砂仁化胃郁气滞，沉香降气，甘草和之，故能治肝胃气滞之胃脘痛，与金铃子散合用，泄肝止痛之效益显。

"酸多乌贝瓦楞平"

泛酸水是溃疡病常见之证，酸多的病机为肝胃气滞，肝胃不和。木来乘土，至于泛酸属寒属热的问题，笔者认为胃寒、胃热是整体阴阳虚实偏倾的现象，胃酸增多为溃疡病所常见之症。故属寒属热应依症状作根据。

乌贝散是王雨药方，适用于治疗胃痛吞酸者。每次饭前服 3g，每日 3 次。

［组成］乌贼骨粉 85%，象贝母粉 15%。

［方义］王雨药氏临床实验报告指出："乌贼骨粉接触溃疡面后，立即显出吸收及附着的物理作用。虽富有钙质，但与一般钙剂不同，以具有活性炭类似的效能，同时在化学上是一种中性的物质，故有解酸止血、止痛疗疡诸功效，不影响全身酸碱平衡，也不致发生因酸钙失调而引起的并发症。""象贝母用于弛缓性溃疡，有收口捷效，象贝母之功，一部分似阿托品，可作颠茄之代用品，具有镇痛作用，而无阿托品及颠茄之毒性，并具有润肠通便作用。"

附：乌贝散类方 2 首

1. 复方海贝散（合肥商业局制药厂出品）

[组成] 每 100g 内含海螵蛸 77g，浙贝母 15g，延胡索 8g，颠茄流浸膏 0.2ml，果味芳香剂适量。

[服法] 日服 3 次，每次服 2~5g，病重者可 3 小时服 1 次。

[主治] 与乌贝散相同。

2. 银硝散（常熟中医院验方）

[组成] 制乌贼骨、煅瓦楞、草决明各等份，共研细末。

[服法] 1 日 3 次。每次 6~12g，开水调服。

[方义] 陶君仁等说："银硝散多用于木郁、阴虚两型，以及部分瘀积型。根据病者自述，服后即感觉胃脘有气逐渐下降，30~60 分钟后痛觉即可消失。"

瓦楞子亦为钙剂，用于胃酸过多之嘈杂吐酸，为制酸剂。

综上，乌贝散及其类方是有效的制酸剂，并有制痛作用，为溃疡病治疗之剂。方剂的配伍，因乌贼性涩收敛，多服可致便秘，故须配用象贝母或决明子润肠。

用钙性药物制酸，也是符合现代药理学。由于发病的机制为木郁乘土，故前贤常用左金丸以制木郁，则泛酸可平，如属胃寒之证，则加重吴萸的剂量。

"肝郁克脾逍遥散，随加三香合郁金"

精神抑郁，忧思不遂，以致肝郁气滞，影响脾胃运化之功能，症见脘痛时作，嗳气频频，间或吞酸，腹胀纳呆，大便溏薄，苔薄白而腻，脉象弦濡，治宜培土泻木，用逍遥散。

逍遥散为疏肝解郁，实土御木的常用方剂。治疗溃疡病胃脘痛之肝郁克脾证，可加合欢皮、广郁金以加强疏肝解郁之功。如其胃脘痛较剧是胃气不化，加沉香、檀香、九香虫；痛连胁肋，痛较剧者，是肝气郁结较甚，加降香、香附、九香虫，以加强理气止痛之效，如其纳少便溏，脘闷腹胀，脾困较重，则加藿香、木香、香橼皮，理气和中。

"嗳逆旋覆代赭石"

嗳气为溃疡病常见之症，与胃脘痛、泛酸往往同时并存。此由肝气郁滞，胃气逆行所致。治疗可用甘草延胡汤加旋覆代赭石或旋覆代赭汤。

旋覆花能消痰结，软痞，治噫气；代赭石止反胃，除五脏血中热，健脾；佐以生姜之辛，可以解结；半夏逐饮；人参补正；甘草、大枣益胃，乃痞而噫气者用之，予每借之以治反胃噎食，气逆不降者靡不神效。

在消化性溃疡发生幽门梗阻时，嗳气尤为常见。但不能一见嗳气就认为是幽门梗阻。诊断幽门梗阻应以反胃呕吐为主症，同时伴有消瘦脱水，上腹部膨胀，有明显的胃蠕动波及振水音。《灵枢·经脉篇》说："食则呕，胃脘痛，腹胀善噫，心下急痛。"《灵枢》之说与消化性溃疡所引起的瘢痕性幽门狭窄很类似，常见于消化性溃疡晚期。张锡纯在《医学衷中参西录》中说："论噎膈反胃治法，曾拟参赭培气汤一方，宗仲景之旋覆代赭汤之义，重用赭石至 24g，以开胃镇冲，即以下通大便（此证大便多艰），而以人参以驾驭之，脾气化旺而流通，自能撑开贲门，使之宽展，又佐以半夏、知母、当归、天冬诸药，以降胃利痰，润燥生津，用之屡见效验，迨用其方既久，效者与不效者参半。又有初用其方治愈，复又发作，而再服其方不效者，再三思考不得其解。后治一叟，年近七旬，住院月余，仍以旧症病故，濒危时，吐出脓血若干，乃恍悟以前之不能脱然者，系贲门有瘀血肿胀也。"汤本求真在《皇汉医学》中引周扬俊之说："反胃噎食，气逆不降者，用旋覆代赭汤治之有神效，余经验数人。此方而不治者，毕竟不治也。"

根据以上之论说和治验，旋覆代赭汤随症加味可治疗以痉挛和水肿充血为主要病变的幽门梗阻，有一定疗效。其失效之例，为瘢痕性梗阻或为癌症恶性病变，均非内科治疗所能为力。

"腹胀厚朴木砂仁"

腹胀由气滞而来，厚朴、木香、砂仁同用，具有健胃整肠行气止痛作用，对由消化不良而致的肠道充气，腹痛胀满等症有效。一般可用甘草延胡汤加此三味，伴有嗳逆者，可加用旋覆代赭汤；虚寒型，可加用黄芪建中汤。唯此三味，性偏温燥，不适用于虚热型。

"如有饮食停积滞，保和方加麦鸡金"

消化性溃疡病病人，消化力已经减弱，而复口腹不慎，饮食无节，致食积停滞，胸脘痞满，腹胀时痛，嗳气吞酸，脉滑，舌苔厚腻而黄。宜用消积化滞的保和丸方，加麦芽、鸡内金等加强消导。

（三）虚寒型

木能克土，土恒为虚，非虚则木不能克，非虚则不能成为慢性难愈之病，于其漫长的过程当中，肝木不断的犯胃克脾，脾胃之阳气必虚，阳虚则生内寒，故本病属虚寒者居多。张景岳说："因寒者常见八九。"

"阳虚脾胃虚寒证，黄芪建中汤可循"

脾胃虚寒证的特点，胃痛日久，痛处喜按，空腹痛甚，得食痛减，喜热怕冷，脉虚缓或虚弦，舌苔淡白，用黄芪建中汤治之。

唐山市中医院刘善六说：自秦伯未先生提出用黄芪建中汤治疗溃疡病的意见后，溃疡病专科门诊试用黄芪建中汤治疗 50 例病人，通过临床实践证明黄芪建中汤用来治疗虚寒型溃疡病确属有效。本组 50 例，虚寒型占 78%，服用本方取得满意效果。

秦氏黄芪建中汤由黄芪、白术、桂枝、炮姜炭、甘草的组成。适用于治疗虚寒型胃痛。

傅辉彩等说："针对溃疡病的慢性存在，符合中医辨证属虚的征象，因而从中医治疗体外虚性溃疡的用药经验，而加用益气生肌的黄芪，以加速溃疡的愈合。"《临床常用中药手册》记载："白术，强胃消食，用于脾胃功能衰弱所致的消化不良，水谷不化，心腹胀闷，不思饮食。""炮姜，味辛苦，性火热，用于脾阳虚不能统血之吐血下血。""桂枝，温中祛寒、止痛。"故本方具有温中祛寒，健胃止痛，温脾摄血之效，具有促使慢性溃疡愈合的作用。

"寒胜可用良附丸"

寒胜既非外感风寒，亦非内伤生冷，乃胃痛经久不愈，饮食喜热，苔白脉迟，呈胃寒症状者，可用良附丸。

《中医方剂学讲义》中讲："本方所治，属于肝郁气滞，胃中有寒，故用良姜、香附、青皮、木香、沉香、当归、干姜，理其气而逐其寒，气行寒散，痛可自止。"

"虚多香砂六君宁"

《类证治裁》："胃阳衰而脘痛者，食入不运，当辛甘理阳，香砂六君子汤加桂枝、良姜。"《名医方论》："香砂六君子汤治气虚肿痛，痰饮结聚，肝胃不和，变生诸证。"汪慎之说"补脾为治本方法之一"。中医学认为脾胃的正常与否决定着身体的健康与疾病的预后，一旦脾胃功能失调，就可产生各种消化障碍的症状，消化性溃疡的发生与脾胃更有直接关系，盖脾旺则不受木克，尤当其胃痛症状消失或减轻以后。补脾一法实有助于病变组织的新生和修复能力，从而促使机体能够早日恢复健康，并且在减少复发率上起到一定作用。补脾诸方中，香砂六君子汤可作为代表性的处方。

本方适应症：一以虚寒性消化不良为特点；二是虚寒型胃脘痛痛止后的调补之剂。如其胃呆纳少，服本方无效者可用"开胃进食汤"，即本方加丁香、藿香、莲子、厚朴、麦芽、神曲，虚寒并重者用附子理中汤。

"寒阻气郁伽桂散"

伽桂散是常熟中医院验方。

[组成] 伽南香 0.3g，上瑶桂 0.9g，共研细末。

[服法] 每日服 0.9~1.2g，分 2~3 次调服。

[适应症] 胃脘钝痛，苔白，寒阻中阳，肝气郁结。

[方义]《本草用法研究》述："伽南香辛润微苦香，能下气辟恶，散寒止痛，开痰闭通窍，治噎膈。肉桂有平胃平气之效，凡胃寒吐酸水，受寒腹痛均有特效，又治消化不良症，入胃能使胃液及唾液分泌增加，振起其消化机能。"二味同用，有温开通气镇痛之效。陶君仁等说："伽桂散对气滞寒凝之证，最为恰当。但仅可作为必要时的应急手段。"

"久痛不愈芪莪棱"

陶君仁说："生黄芪、京三棱、蓬莪术等药的临床应用，据我们近年来的认识，对久痛不已，反复发作的病例，促使溃疡愈合，发挥直接作用的，还有待生黄芪、京三棱、蓬莪术三味补气除积，取效之迅速与巩固，实较单用生白芍、生甘草、生麦芽为优。"又说："我们考虑到溃疡出血，可能会在胃及十二指肠内形成瘀积，因而阻碍溃疡病的愈合，因此根据初病在气，久病在血的理论，认为瘀血凝滞尚为本病进一步发展的病理变化。同时又考虑到本病本质上是一个虚证，中气先馁，所以在治疗方法上，既要消瘀，又要补气。"张锡纯说："有瘀者，瘀可消除。既无瘀者，亦可借其源通之力，以行补药之滞，而补药之功愈大。"此确属经验之谈。盖黄芪性温补气，善建中气，并能升气，三棱、莪术为血中之气药，既能化瘀，又善调气。三味同用，治久积久瘀，消除较速，气血不致损伤，实践证明，可久服无弊，我们在临床的应用上取得了满意的效果。

江苏省中医院治疗常规病处方之三即：党参、黄芪、白术、陈皮、三棱、莪术。其组成，即于芪莪棱的基础上加补中健胃的党参、白术、陈皮，对中虚脾弱者，更有利于加强机体的抵抗力并且促进病变组织的生长力（方见《中华医学杂志》）。

"呕吐清水萸姜半，二陈平胃除水饮"

秦伯未先生说："呕吐清水者黄芪建中汤加吴茱萸、半夏。"《金匮要略》："干呕吐逆，吐涎沫，半夏干姜散主之。"《类证治裁》："呕吐清水者多停饮，二术二陈汤。"任家滩说："溃疡证夹饮型，主症除一般胃虚寒症状之外，呕吐往往明显，多见朝食暮吐，并兼胸脘痞闷，食少纳呆，脘部有振水声或辘辘有声，苔白腻或厚腻，脉濡软或弦滑，治以平胃散二陈汤、大建中汤等。"

据以上几家之说，溃疡病症见胃家虚寒，阳气不化，水饮停留，而致胸脘痞闷，食少纳呆，脉濡苔白者，宜用二陈平胃汤温化之。如其水饮逆行呕吐清水者，可用吴茱萸、干姜、半夏，辛温通降以镇呕逆。据任氏之说，症见朝食暮吐，脘部有振水音，乃幽门狭窄之症，故幽门狭窄而症见胃家虚寒，呕吐清水者可用辛温通化之剂。

（四）虚热型

邱慕韩认为胃热型消化性溃疡较少，张景岳说："因于热者十惟一二。"所见极是。引起此种病证者，都由于劳作过度，或房劳伤肾或久病之后，阴伤未复，阴伤则水竭，水竭则不养肝，木无水则燥，木燥最易化火，肝火扰胃，则见："胸脘嘈杂易饥，或心中懊侬热痛，或烦扰不宁，或口干咽干，渴欲引饮，舌赤脉弦数，呕吐酸水甚多或黄水苦水亦出。甚则灼伤胃阴而致出血。"

故胃热型之辨证中，应分偏热，木郁化火伤津，阴虚及热伤胃络而致出血等症。

"挟热山栀左金丸，便秘蒌仁草决明"

任家滩说："挟热型主症为脘痛急剧如灼、拒按、痛连胸胁，进食反痛，疼痛时间持久，呃逆，烦躁易怒，或吐酸、嘈杂，喜冷畏热，口苦咽干、便秘溺黄，苔多干黄，舌质偏红，脉弦而数，治以左金丸、金铃子散加芍药、山栀、石斛等。"

《本草用法研究》："山栀入心、肺、胃三经为泄火之品，能促心肺热邪下行，从小便出，而三焦郁火可解。"李时珍说："黄连与吴萸同用，治肝经郁火吞酸。"《本草用法研究》："黄连有镇静神经之作用，故能制痛，又能安眠，若作为止呕药，其效颇佳。"

《上海中医学院中药学讲义》："瓜蒌，上能通胸膈之痹塞，下能导肠胃之积滞。瓜蒌仁质润多油，善涤痰垢而导积滞。"《现代实用中药》："决明子的功效，有缓下作用，治慢性便秘，高血压头胀等，效果较好。本品之调整大便非常自然，并无腹痛，排便顺畅而不稀薄。慢性便秘者常服无流弊。"

"肝郁化火伤津液，胃痛多年服地丁"

"地丁"即指地丁散，是上海朱南山验方。

[组成]公丁香 2.4g，鲜生地 30g，白术 15g，陈皮 6g，姜川连 2.4g，厚朴花 15g，党参 1.8g，麦冬 15g，五味子 2.4g，乌梅 6g，甘草节 2.4g。

[方义]《近代中医流派选集》载朱小南说："上方为先君手订的家传方之一，临床上常用于治疗肝郁化火伤津而久年未愈的胃脘痛有确效。方中以丁香疏肝解郁，镇呕止痛为主药。鲜生地生津滋阴为佐药，两者配伍，无辛温香燥之偏，有止痛润津之效。再以姜川连降逆，白术、陈皮、厚朴花健胃悦胃，麦冬、乌梅、五味子滋润生津，党参鼓舞久疲之脾阳，甘草镇痛缓急，兼治胃溃疡病症。"

笔者曾将本方试用过一例，但无效，后病人转无锡第二人民医院检查，确诊为胃癌，后不治死亡。我院郭寄凡医生认为本方鲜生地与本方主治相悖，宜减去。

"一般胃痛液不足，滋水麦冬养胃阴"

《中医内科学讲义》说："胃脘痛若病久伤阴，舌红少津，宜滋水养肝，用滋水清肝饮。"

（1）滋水清肝饮（《医宗己任编》）

［组成］生地黄、山萸肉、怀山药、茯苓、泽泻、丹皮、山栀子、白芍、当归身、大枣、柴胡。

［方义］本方以六味地黄汤滋肾水，当归身、白芍、大枣养肝阴，柴胡、丹皮、山栀子泄肝火。

朱元起等说："溃疡病胃阴虚的证候用加味麦门冬汤有效。"朱氏等用本方治疗胃阴虚型的溃疡病19例，应用本方后，临床症状均有不同程度好转，以止痛效果尤为显著。

（2）加味麦门冬汤（天津中医药大学附属医院验方）

［组成］麦冬9~30g，清半夏9g，党参9g，炙甘草9g，粳米9~15g，阿胶6g，怀山药9~15g，北沙参9~15g，生麦芽15~30g，当归9g，杭白芍9g，红枣3枚。

［适应症］①胃脘痛多持续发作，隐隐作痛，入暮为甚，痛而喜按；②多无明显吞酸吐酸症；③大都兼有口干，口渴，大便干燥不畅，三至五日一行，个别病人有心烦肌热等症；④病人有舌质红，或嫩红，或紫红，且有裂隙，舌苔薄白或无苔，少数呈薄黄者；⑤脉象沉细或弦细。

另外，阴虚胃脘痛又可用魏氏一贯煎；而热伤胃络之证，并于瘀痛型中。

（五）瘀痛型

本型包括了：瘀痛、瘀阻、出血、穿孔等各种血络受伤的证候，其中瘀阻反胃已见于气滞型中，不再赘述。

"痛定不移络中瘀，失笑乳没红桃仁"

任家滩说："挟瘀型主症为胃脘痛固定不移、剧痛、额汗淋漓，且常有反复黑便，舌边多见瘀斑或显青紫色，脉弦而涩。治以失笑散、金铃子散加当归、芍药、桃仁、红花等。"陈郎清说："肝气郁滞，久而成瘀。胃脘痛偏于一处，固定不移，痛在午后为甚，黄昏更剧，大便色黑而利，苔薄而润，舌质紫或有瘀斑，脉象弦而涩，治以祛瘀活血，方用当归 6g，川芎 3g，桃仁 6g，红花 15g，延胡索 6g，失笑散 9g，炒赤芍 6g，乳香、没药各 15g，制香附 9g。"

乳香、没药、桃仁、红花、当归、川芎、赤芍等，均具活血祛瘀，宣络定痛之效。

沈自尹等说："瘀痛一经发生，即应以活血祛瘀治疗为主。止痛无效的四例都属于瘀痛型。手术中发现均为穿透性溃疡，与四周组织粘连，故认为偏瘀型若治疗几月无效，需考虑手术。"袁正刚等说："血瘀型多伴有并发症之溃疡病，如胼胝性溃疡，急性穿孔性溃疡，或溃疡很深，已累及浆膜层。溃疡之后壁，往往与邻近组织如胰腺、胆囊等外表粘连。此类溃疡若见黑粪，症状往往不见减轻，盖粘连并不因之而松解，而在单纯气滞型或脾胃虚寒型者则不然，脘部疼痛往往在出血后即见减轻。此类疼痛多由于病灶局部组织充血，水肿以及炎性细胞浸润，局部内压增高，压迫神经末梢而发生疼痛。一旦出血则局部压力迅速减轻，疼痛缓解，故有并发症者，若内科治疗无效，应多考虑手术治疗，以求根治。"

溃疡日久络伤损，失血病情分重轻

苏联依费叶克尔说："较小量的出血，可能不被病人所察觉，仅有轻度衰弱，以后才发现黑色大便，较大的出血，都表现出急性失血的一般症状，全身衰弱，甚则发生晕厥和虚脱，面色苍白，甚至蜡黄，面容尖削，两颊下陷，目光恐惧，四肢厥冷，耳聋，失音，脉弱频数而有时不规则，这些均为大失血的常见证候。"（《溃疡病》，谢竹藩等译，人民卫生出版社，1963 年，309 页）。

罗忠芬等译述："40 岁以下出血者无一例死亡，60 岁以上者死亡率为 52.9%，有酗酒史的溃疡病例的出血率（63%）比一般病例高 28%，在 77 例有酗酒史的病人中 29 例（37.7%）有反复出血，故酗酒可加重溃疡病出血的预后，病死率高于一般病例。"

止、化、凉、温急固脱

中医学对溃疡病出血的辨证论证，有以下几法。

（1）止血：大便隐血，或吐血便血，一般都可使用十灰散及参及散等止血剂。参及散是上海铁路中心医院验方。

［组成］参三七3g，白及9g，共研末。

［服法］每日3次，每次3g，饭后吞服。

（2）化瘀：唐容川说"经隧之中，既有瘀血踞住，则新血不能安行无恙，终必妄走而吐溢矣，故以祛瘀为治血要法，用花蕊石散，令瘀血化水而下，且不动五脏正气，为祛瘀妙药"。

笔者参阅《上海中药学讲义》："花蕊石主要作用止血。《十药神书》的花蕊石散，治五内崩损，为著名止血剂，临床应用效果甚佳。"可见本品有瘀能化，出血能止，功兼两面。化瘀的适应证和方药，可参看"久痛不移络中瘀"条下，可做互参。

（3）凉血清热：若胃火过盛，灼热脉络，热迫血溢而见上下出血之症者，又须投以凉血清热止血之剂，如大小蓟、丹皮、黑山栀、鲜生地、鲜芦根等品。

（4）温脾摄血：适用于治疗虚寒性出血，方用断红饮或黄土汤。

①**断红饮**：《临床常用中药手册》方。

［组成］阿胶、侧柏叶、当归、川芎、炮姜、蒲黄。

［适应症］用于脾阳虚，不能统血之出血症见面色㿠白，唇爪无华，脉虚肢冷。

②**黄土汤**：《金匮要略》方。

（5）急救固脱：唐容川说"虚证出血太多，其证喘促昏聩，神气不续，六脉细微，虚浮散数，此如刀伤出血，血尽而气亦尽，危脱之症也，独参汤救其气，使气不脱，则血不奔"。汪慎之说："急性大出血，在严重阶段时，更须用大剂参、芪、龙、牡始能固脱。"

软食营养最要紧

丹麦临床家M氏建议从出血后第一天起就给病人无机械刺激性磨碎的……营养的食物如剁碎的肉、鱼，蔬菜汤，鸡蛋，牛奶等，能促进止血，恢复体力。即使当溃疡正在出血时也必需常常喂病人以饮食，约2~2.5小时1次，这一点很重要。M氏用这种方法治疗363例胃溃疡病人，其中只有5人死亡（1.3%）。

依民说："用营养充足的饮食治疗，比用饥饿和半饥饿饮食治疗的死亡率至少降低 50%~60%，我们已断然放弃饥饿疗法。"

锥痛不停急腹症，手术指征要当心

锥痛乃刀刺样疼痛，凡溃疡病病人，突然上腹部发生持续性刀刺样剧痛，并放射到局部，随即出现休克与虚脱、腹部板状强直、呕吐、膈不活动，应立即想到消化性溃疡穿孔，立即紧急请外科会诊，即时手术治疗，不得延误。如果病人的症状除胃脘痛剧外，没有急腹症伴随者，是气滞血瘀之甚，可进行内科治疗，继续观察。

结语

本文以中医的辨证论治为主，结合着西医的辨病以截长补短将临床常见的溃疡病从笼统的胃脘痛及心痛门中划分出来，使一个完整的病种，在中医的学术上成为独立的一门。确定了本病的原因为七情所伤，导致肝郁犯胃与西医所称精神刺激因素而使高级神经活动紊乱完全一致。饮食因素也是本病的主要因素，此外，寒暖失调、劳动过度，只不过是促使本病复发的诱因。中医治疗本病，虽只着重在辨证论治的圈子以内，但也早就有能有效治疗疾病的药品和方剂。因此，对本病的治疗，应当在辨证论治的基础上，结合辨病治疗，这种双管齐下的治疗方法肯定可以提高疗效。在分型论治的方法上完全根据着八纲的规律，各型各治，都有一定的方药，从而可见中医学的丰富多彩。

本病的病机发展由腑及脏，由气入血，由功能的障碍发展为脏器实质的病变，从而明确了一部分必须进行外科手术的治疗指征。因此，本文中不可避免地引证了一些现代西医的学说。愚不知是做到西为中用、截长补短，还是存在着务新忘本的偏差？由于溃疡病的整个过程是变化多端的，有的变证不属于内科治疗的范畴，如幽门瘢痕性梗阻、穿孔和粘连性溃疡，老年病患或反复性大出血及胃穿孔等，应及时将病人转院，确保病人及时输血或进行外科手术，尤其对急性胃穿孔容易发生弥漫性腹膜炎而危及生命者，应立即手术救命。病情危急，临床要提高警惕，切勿延误时机。

（《江阴县卫工协会学术讲座资料》，1965 年 2 月 15 日）

胃痛治疗十二法

胃脘当心下，其中脏器主要是胃。胃主受纳水谷，与脾共司中焦运化。卫气营血之所自生，脏腑四肢百骸的营养物质，悉所仰给焉，故称后天之本。若烦劳过度，饮食失调，致气血痰食停瘀作痛；或忧郁恼怒，肝气横逆犯胃；或脾胃虚弱，皆能致病。其症与心痛或胆痛容易混淆，但胃脘痛必见胃经本病，如胀满、嘈杂、泛酸、嗳气、呕恶、纳呆等见症，与心痛专在包络，胆痛放射至肩背者有别。现将本人对胃脘痛辨治的肤浅体会作一简介，仅供参考。

一、理气和胃法

理气和胃法是选用辛香理气之品，主要适用于胃气郁滞的证候，临床辨证需掌握疼痛的性质和部位。疼痛一般常局限于胃脘部，且以胀痛为主，很少波及两胁，亦少嗳气、呕恶等胃气上逆之症，更无化火伤阴之象。《局方》《太平圣惠方》《圣济总录》等书，集录治疗胃痛之大量医方，多采用辛燥之品。我常宗其法，临床上喜用苏梗、香附、陈皮、佛手、木香、香橼等，与近代名医董建华之经验方"苏香理气汤"不谋而合。其中苏梗、香附、陈皮取《局方》"香苏散"之意，功能理气解郁和胃；木香长于行肠胃滞气；香橼皮与佛手伍用，具有宽胸除胀止痛之能。如兼有食滞，则合以保和丸消导行滞。然本法偏于温燥，对气郁有化火之趋势者要慎用，以免助火伤阴。另外，我常配用酸寒之白芍以制燥，使刚柔并济。

二、疏肝行气法

疏肝行气法主要适用于肝气郁滞而致胃气失和者。胃痛的部位虽在胃，而与肝脏的关系至为密切，肝属木，其性刚，喜条达，主疏泄，若郁思恼怒，情怀不悦，或由它病或脏腑病理变化而致肝郁气滞，疏泄失职，气血壅而不行，不通则痛。正如《素问·六元正纪大论》云："木郁之发，民病胃脘当心而痛。"说明胃脘痛的发生与木气偏胜，肝胃失和有关。临床上虽亦以胃脘胀痛为主，但常表现为攻撑不定，或痛连两胁，善太息，发病常与情志因素有关。与理气和胃法之别在于一以胃气滞为显，一以肝气滞为著。

运用疏肝行气法，即所谓"治肝可以安胃"之意。在治疗上，我非常注意气机的升降调节，动静结合，刚柔相济，气血并调的治疗原则。在选药上，常喜以柴胡配枳壳，柴胡升发肝郁，枳壳宽中下气，一升一降，调节肝胃正常之升降功能；枳壳配白芍，枳壳能改善胃的肌张力及加强蠕动度，白芍对胃有弛缓肌张力和抑制蠕动作用，二药动静结合，相反相成，使胃之张力及蠕动复常；白芍配甘草，为芍药甘草汤，柔肝以和胃，程钟龄《医学心悟》云"本方止腹痛如神"，沈自尹氏亦云"溃疡病基本表现为肝胃不和……芍药甘草汤可作为基本方"；香附配川芎，香附为气中血药，川芎系血中气药，因肝之气血相依，行气勿忘调血。选药之旨，实取《景岳全书》之柴胡疏肝饮之意。

三、降逆顺气法

《灵枢》称："胃者，太仓也。"主受纳，以和降为顺。若各种因素所致胃失和降这一正常生理功能时，就会出现胃脘疼痛及恶心、呕吐、呃逆等一系列胃气上逆的见症。而降逆顺气法正是调整这种升降平衡失调的治疗方法。我常用《太平惠民和剂局方》之沉香降气散加减治疗，本方以沉香降逆行气止痛为主，香附疏肝解郁、砂仁和胃化滞为辅，佐以生姜止呕，甘草和中。程氏《医学心悟》载其方加川楝子、延胡索，亦同其名，二药同用即《素问病机气宜保命集》之金铃子散，专治肝郁有热之脘腹诸痛，与沉香、砂仁、生姜等药同用，一则可制其辛温香燥，二则能加强止痛之效，足见刘河间用药匠心独运。

若胃阴不足，肝气亢逆，胃气失降而致呕恶、呃逆、口苦，舌红苔剥者，我常以沉香配石斛，降肝逆以护阴，滋胃阴而顺气，或以丁香伍生地、半夏配麦冬、生姜佐芦根，下气止呕，养胃滋液。

四、调肝实脾法

调肝实脾法为治疗胃痛属肝郁血虚，脾失健运之证而设。肝为藏血之脏，性喜条达而主疏泄，体阴而用阳。若情怀不畅，肝失条达，或阴血暗耗，生化之源匮乏，肝体失养，皆可使肝气横逆，脾失健运，胃失和降。常见脘痛及胁，头晕目眩，神倦肢软，纳少便溏，苔薄白腻，脉虚弦等症。而《太平惠民和剂局方》之逍遥散可疏肝解郁，是实土御木的常用方剂。方中辛温之煨姜与辛凉之薄荷二味，一为温中和胃，一为疏郁散热，虽为使药，但临床验之，可以去除胃肠道气体，不可忽视。

五、行气解郁法

行气解郁法主要是疏畅气机，适用于气机郁滞而致血、痰、火、湿、食诸郁等症，故适用范围较理气和胃及疏肝行气法略为广泛。《医宗金鉴·删补名医方论》中阐述详明："夫人以气为本，气和则上下不失其度，运行不停其机，病从何生？若饮食不节，寒温不适，喜怒无常，忧思无度，使冲和之气升降失常，以致胃郁不思饮食，脾郁不消水谷，气郁胸腹胀满，血郁胸膈刺痛，湿郁痰饮，火郁为热，及呕吐恶心，吞酸吐酸，嘈杂嗳气，百病丛生。"我常以丹溪"越鞠丸"为基本方，根据其气、血、痰、火、湿、食诸郁之偏盛而化裁变通，收效良好。临床上对确诊为慢性胃炎，症见胃脘隐痛，嘈杂灼热，纳少脘胀，嗳气泛恶，而以舌苔厚腻为特征者，往往采用本方加蒲公英、蛇舌草。方中苍术苦温燥湿，其性刚烈，而胃为阳土，喜润恶燥，若中焦无湿浊内阻，则苍术不可轻投，以免伤及胃阴，变生他证。舌苔为脏腑之镜，应用本方重在辨苔。蒲公英、蛇舌草二味清热、消炎、防癌，而无苦寒败胃之弊。西医学所谓之胃窦炎、萎缩性胃炎、胃小弯溃疡或巨大溃疡等均有恶变之可能，医者不能见病治病，还当预防转化，亦所谓近人提出的"截断"之说，临床验之，不无道理。对此，我还常选用土茯苓、八月札、生苡仁、莪术、菝葜等品，以防治恶变。

六、泄热清中法

泄热清中法适用于肝胃郁热型胃痛，所谓"热者寒之"。其所致原因有三：一为气郁日久，化而为火，五脏之火，尤以肝火最为横暴；二为寒邪久郁也可转化为热；三为积滞日久，变生湿热。故此类胃痛，痛势急迫，且可兼见烦躁易怒，嘈杂泛酸，口干口苦，舌红苔黄等肝胃火炽之象。此时用药慎用香燥，叶天士有"忌刚用柔"之戒，实为中肯。我常用《医学心悟》之清中饮加减化裁治疗肝胃郁热之胃脘痛。本方由金铃子、延胡索、制香附、陈皮、川连（姜汁炒）、黑栀、甘草等组成，其中金铃子、延胡索即金铃子散，前已谈及，川连、山栀清胃泻火，香附、陈皮理气和胃，稍佐姜汁，或用吴萸，是辛开苦泄之意，俾郁散热泄气顺，则疼痛自愈。

七、温胃散寒法

温胃散寒法适用于寒凝气滞之胃脘痛。大多由于腹部受寒，或过食生冷而致寒积于中。寒为阴邪，其性凝滞，阳气被寒邪所遏，胃失通降，故发寒痛。正如《素问·举痛论》云："寒气客于肠胃，厥逆上出，故痛而呕也。"张介宾论胃痛之病因时指出"因寒者常居八九"，确是经验之谈。寒痛的临床见症，我主要掌握"喜温熨，思热饮"这个特点进行辨治。选方可以《良方集腋》之良附丸为基本方，高良姜暖胃祛寒，香附行气解郁。而《验方》所载良附丸，又加入青皮、沉香、干姜、当归四味，组方更为合理，以良姜得干姜，即《太平惠民和剂局方》之二姜丸，温寒之力加强，香附配青皮、沉香，则理气解郁之功倍增，当归养血，以防伤肝。如寒邪偏胜，疼痛较剧者，还常用荜澄茄、荜拨二味，其温中止痛之效更为理想。另外，应根据病因作适当加减化裁，如外寒内侵，有表证者，常配苏梗、生姜；寒湿阻滞者，配以健脾化湿药；食生冷积寒者，配以温中消导之品。

八、活血化瘀法

活血化瘀法适于血瘀胃痛。叶天士《临证指南医案·胃脘痛》云："胃痛久而屡发，必有凝痰聚瘀。"特别是其"久痛入络"之说，别开生面，正如邵新甫按所总结的："习俗辛温香燥之治，断不容一例而漫施……初病在经，久痛入络，以经主气，络主血，则……辛香理气，辛柔和血之法，实为对待必然之理。"又云："厥气乃散漫无形，瘀伤则定而有象。"更扼要明确地指出了气滞与瘀阻的临床指征。我遵其旨，主要是以病程的长短，痛处的有形与无形，固定与散漫，作为辨证的依据，其舌紫脉涩等变化亦可借助于诊断。选方常以《医林改错》之膈下逐瘀汤加减。本方以桃红四物汤去生地之滋腻，白芍易赤芍以活血化瘀，并加消癥通脉之五灵脂，凉血散血之丹皮以加强散瘀止痛的作用；由于气为血帅，气行则血行，故于用活血化瘀的同时，加入香附、枳壳、延胡索、乌药等行气之品以佐之。此外，我常喜用血竭、参三七二味，等份为末，1日2次，每次2.5g。如病理检查发现多发性息肉，或假息肉形成，也可认为是络损血瘀，可于辨证施治的方药中，选加活血化瘀，软坚散结之品，辨病与辨证相结合往往可提高疗效。

九、化瘀止血法

化瘀止血法适于因瘀而见出血者。若瘀痛日久，损伤络脉，血不循经，上溢则为吐血，下溢则为便血。临床上根据其出血量多少不等，分为轻、中、重、极重四个类型：轻型小量出血，常不被病人所觉察，实验室大便隐血检查可资借鉴；中型出血较多，可表现轻度虚弱，头晕、四肢乏力，尔后发现黑便；重型则失血量多，面色黄白无华，舌淡脉细，或现芤脉，柏油样大便，而血压尚可；极重型出现面色苍白、四肢厥冷、耳聋、失音、冷汗淋漓、脉象微弱，虚脱休克者是也。

对于出血病人，当辨寒热虚实分别治之。如系郁热迫血妄行者，我常用单味大黄末吞服，此法各地报道尚多，临床有苦降泻热，化瘀止血的功能，《神农本草经》谓本品能"下瘀血，血闭寒热……推陈致新……安和五脏"

确是精辟的见解。

如脾阳虚而不能统血者，可予温脾益气摄血，《临床常用中药手册》所载断红饮于此甚为合拍。本方由阿胶、侧柏叶、当归、川芎、炮姜、蒲黄炭组成。若出现虚脱之危殆征象者，可予参附龙牡，温阳补气固脱。

另外，我常用参及散救急，方以参三七、白及按 1∶3 比例研末备用，一日 3 次，每次 3~6g，温开水调服。参三七化瘀止血，止血而不留瘀；白及含白及胶质，有收敛、止血、生肌作用，能促进红细胞凝集，形成人工血栓而止血。

十、健脾和中法

健脾和中法是适于中虚气滞型胃脘痛。素体脾胃虚弱，或劳倦过度，或久病不愈，累及脾胃，或用药不当，均可损伤脾胃。其临床症状主要表现为胃部隐痛绵绵，或胃脘不适，饥则甚，食则胀，面黄无华，倦怠乏力，纳少便溏，舌淡脉弱等。另外，如用一般理气和胃剂而无效者，亦为使用本法的重要依据。

朱丹溪云"诸痛不可补气"，未免以偏概全。李中梓《医宗必读》有所启迪："愚再按近世治痛，有以诸痛属实，痛无补法者；有以通则不痛，痛则不通者；有以痛随利减者，互相传授，以为不易之法。不知形实病实，便秘不通者乃为相宜；或形虚脉弱，食少便溏者，岂容混治，经曰实实虚虚，损不足而益有余，如此死者，医杀之耳。"这对指导治疗中虚胃痛者，是很有见地的。

健脾和中，我常选用香砂六君子汤（《医方集解》）加减，本方以四君健脾和胃，合之夏、陈、香、砂，补中醒脾快胃，有助于病变组织的逆转和修复。

若中气不足，出现脘腹坠胀疼痛，内脏下垂等气虚下陷之证，可予补气升陷法，方以补中益气汤，众所认可。我在临床上应用本方治疗胃下垂，恒以炒枳实、炒枳壳、沉香化气丸同用。气虚下陷，宜升补，非补不举；胃气宜降，下行为顺，宽中下气之品，可使胃内容物及时排空，俾升者自升，降者自降，于是脾胃升降平衡协调。据现代药理报道，枳实、枳壳具有增强肌张力作用，故两者治疗胃下垂更得到了有力的证明。

十一、温阳建中法

温阳建中法适用于脾胃虚寒型胃痛，常用方为黄芪建中汤。其用方标准是：病程较长，胃痛绵绵不断，喜暖喜按，空腹痛甚，遇热及进食痛缓，舌淡苔白，脉虚缓或虚弦。消化性溃疡，多见此证。方中含有芍药甘草汤，甘草的主要成分，除甘草次酸以外，尚有甘草黄素。日本藤养昭氏认为甘草确有阻止溃疡发生的作用，是治疗溃疡病的一味理想药物。酸敛之白芍，能和中缓急，尤长于解痉止痛。桂枝辛温，含挥发油，具有扩张血管之效，与倍量酸味之白芍配伍，相互制约，调和营卫，畅通溃疡病灶周围的血液循环，并能使黄芪的作用得以充分发挥。桂枝合生姜，可促进消化液的分泌，增加食欲，并能抑制肠内细菌异常发酵，促进气体排除。大枣、饴糖补虚养胃缓中。组方严密，亦与现代药理不悖，为治疗虚寒型胃脘痛的有效方剂。

十二、养阴益胃法

养阴益胃法适用于治疗脾胃阴虚胃痛者。若胃痛日久，因气郁化火，或胃热素盛，或长期使用温燥药物，或阴虚阳亢，迫灼胃阴，下汲肾水，而致胃液枯槁，郁火内盛。临床主要表现为胃脘隐痛或灼痛，反复发作，口干纳少，大便干，形瘦，舌红苔少等。正如唐容川谓："胃燥不能食，食少不能化，譬如釜中无水，不能熟物也。"萎缩性胃炎多见此证。我常喜用《温病条辨》之沙参麦冬汤去桑叶加白芍。若脘痛而见舌光红无苔者，宜加生地、石斛，再酌加佛手花、绿萼梅、代代花、玫瑰花等轻灵之品，养阴清热而不滞气机，芳香理气而不伤阴液。若大便干燥难解，用决明子30g润肠通便，平稳有效。

（张馥南协助整理，1991年1月载于《春申医萃》，江阴市中医学会编）

评述张锡纯"论霍乱治法"

张氏著书，旨在古为今用，洋为中用，取长补短，提高疗效，以达救死扶伤之志，思想进步用意美善，为中医界所仰佩！查霍乱为病，西医译称"虎力拉"故以虎疫名之，流行之际，传染极速，死亡极快，灭门者有之，灭村者亦有之，流行一期，死亡枕藉。张氏亲历其景，目击心伤，故为专文，希图突破古人，提高防治疗效，以与烈疫作顽强斗争。

《医学衷中参西录》第五期成书年代为1928年，论霍乱文中说："总之证无论凉热，凡验其病菌若蝌蚪形而曲其尾者，皆霍乱也。"在那时期，一个中医能于认识霍乱的病原体由弧菌感染而起，其辨病能力，远超于历代医家之论霍乱者，只此一点就能把霍乱一病从食物中毒、急性胃肠炎、急性细菌性痢疾等吐泻类症中鉴别出来。张氏费尽心机，研制出"急救回生丹"（朱砂4.5g，粉甘草细末3g，冰片0.9g，薄荷冰0.6g，共为细末，分3次服，每半点钟服1次，开水送下，温覆得汗即愈），"卫生防疫宝丹"（粉甘草细末300g，细辛细末45g，香白芷细末30g，薄荷冰细末12g，冰片细末9g，朱砂细末90g。将前五味水泛为丸，桐子大，阴干，不宜晒，朱砂为衣，勿令余剩，务令外衣坚实光滑，可保不走味。霍乱轻者服120粒，重者服160粒，或200粒，开水送下，服一次未痊愈者，可继续服至数次）。据原书介绍，二丹运用于临床，治疗有效，预防亦效，试用于奉天（沈阳市旧称）、直隶（河北省旧称）、山东等省的局部地区，活人无算。若四肢厥冷过于膝肘，额部冷汗如珠，脉伏，则去死不远，张氏称为脱疫。应用"急救回阳汤"（人参24g，炙甘草9g，代赭石细末12g，先用温热童便送朱砂细末1.5g，再煎服前药）。张氏开首就说："其证分阴阳，阴证宜用温药，阳证宜用凉药，设有辨证不清，而凉热误投，必凶危立见；即辨证清矣，而用药凉热不爽，亦未必能救其强半也。"可见本病急剧难治为张氏所熟知。其文又说："所拟治霍乱三方，急救回生丹宜于霍乱之偏热者，卫生防疫宝丹宜于霍乱之偏凉者，急救回阳汤以救霍乱之将脱者，治霍乱之方已略备。"可见张氏为辨病与辨证相结合的创始者。

余生也晚，小先生47岁，就我记忆所及，身逢霍乱多次流行之时。张氏书称已末年霍乱流行，即1919年，我虚龄12岁。华士富裕人家，到城中邀请西医注射糖盐水，贫苦之人只用单方、秘方、求神拜佛、针灸、中药等各种不同方法治疗。当时情况，补液者活多死少，用它法者死多活少。

1931年我从医校毕业，回乡行医，至1944年，期间15个年头，经历过霍乱四次大流行。第一次流行时，我已经读过《医学衷中参西录》，但我患咳嗽咯血（肺结核）停诊在家，凡病家邀治霍乱，即将制备的张氏二丹之一或两种赠之，告以服法，且另多给药，嘱分发给家属及近邻服用，以作预防，随时探听药效，结果疗效并不满意，何故与张氏之说有如此出入？地方水土不同欤？抑或服用未能如法欤？

第二次霍乱大流行，我趋向临床第一线，带足张氏二丹，且配服辨证施治的方剂以助丹药之效，仍然死多活少。华士南乡小云亭，共住五六家，疫死10余人，请来一个针灸医生，施针无效，而该医亦染疫身亡。我不断接触病人，不敢疏忽，每天自服卫生防疫宝丹，认为桃符在身，自能辟邪，对我个人确起到防护作用，但对其他人等，仍感作用不大，于是对此二丹发生怀疑，查二丹的组成，其共同药物有甘草、冰片、薄荷冰等，与仁丹的成分有相同之处。

仁丹的功用：芳香开窍、健胃止呕，主治中暑呕吐，腹痛腹泻，其作用范围，仅限于夏暑时期，胃肠道疾患之轻中型者，若用之治疗重型霍乱，则病重药轻，小舟重载，不复何待？两方都用朱砂者，西医早年用甘汞以治霍乱初起，朱砂成分含有硫化汞，张氏取甘汞之义而改用朱砂，盖汞剂不灭弧菌，故为时久，甘汞淘汰。则二丹之不能推行于世，不能保持疗效，其理可以明矣。惟急救卫生防疫宝丹中的白芷，现代实验证明，对霍乱弧菌，有一定的抑制作用，张氏时期决不能知，他用细辛、白芷，另有用意。况白芷抑菌作用不大，故防治霍乱，目前并不采用白芷。通过这一回治疗霍乱的战役中，细定疾病恶化过程，都是由脱水而引起死亡，回忆余12岁时的群众反映，查阅西医书籍之治疗原则，首先要及时补液，纠正水电平衡，如忽视或治疗延迟，病人即告死亡。得此启示，乃积极学会静脉输液，作防疫需要。

第三次霍乱大流行，正当沦陷时期，伪镇长召集地方医务人员，提出举办临时时疫医院，此时社会黑暗，资本主义极度泛滥，有钱的西医及药商互相勾结，早将生理食盐水抢购一空，华士派专人采购，跑遍宁沪一带，竟会一瓶也没有买到。乃自制生理盐水，以应燃眉之急，而质量不好，快速滴注500ml 左右，寒战发热，接踵而来，液体无法补足，再用张氏二丹以辅之，收治 51 例，死亡 26 例，但比了过去单凭二丹治疗，疗效有所提高。

第四次大流行，于 1946 年秋，抗日胜利以后，华士继又办临时时疫医院，那时与沦陷区不同，生理盐水、林格氏液，各药房均有大量供应，二丹废弃不用，结合内服中药煎剂藿香正气饮（内有白芷）、香连丸等，疗效显著提高，收治霍乱病人 144 例，治愈 133 例，死亡 11 例（死亡率 8.3%）。死亡分析，一例是年逾古稀的老年人；一例是不满三周岁的婴幼儿；一例是自然流产，子宫大出血以后的壮年贫血妇女；一例是针刺腹部，续发了腹膜炎，不满 3 岁的婴幼儿是无尿症，古稀老人是酸中毒没有纠正而造成不良后果。当时认为生者实幸，死者无冤。但以现在的医疗水平来讲，11 例死亡中，还可救活过半，可见医学是不断前进的，墨守成规是错误的，更可见治疗霍乱，采取补液法，是至关重要的。查人体物质，水分占 60% 左右，大吐大泻，发生脱证，由于严重脱水所致。张氏言："壬午（1922 年）孟秋，邑中霍乱盛行，按凉法者多偾事，按热法治者亦愈否参半，惟放胆恣饮新汲井泉水者，皆愈。"张氏素以衷中参西为己任，明知大量脱水可造阴阳离决之变，而宁愿给病人恣饮井水以内服补液，而不肯取长补短进行静脉补液，何耶？这是时代使然，在那时期，一个老中医要想学会静脉补液，是不可能的事情，我们不能以超时代的知识来向张氏作苛求。至论内服补液，则对脱水轻者，吐泻早止者有效，否则随饮随吐，随饮随泻，消化道不吸收水分，恣饮井水，又何能起作用哉？张氏认为恣饮井水者皆愈，余认为未必。

至论应用急救回阳汤之所以偶有效者，病机必属于邪正两衰。如若正衰已极，而余邪未尽，则灰中有火，有不以粮资之失者乎？张氏实能注意及此。其治奉天小南关寇媪一例，"吐泻已止，周身皆凉，六脉闭塞，精神昏聩，闭目无声，而呼之仍有知觉，且恒蹙其额，知霍乱之毒犹扰其心中也，问其吐泻时情状，常觉心中发热，频频嗜饮凉水，知其确系阳证，先与以急救回生丹三分之一和温开水灌下，迟半小时视其形态较安，仍身凉无脉，俾煎急救回阳汤一剂，徐徐灌下，嘱其服药以后，不时少与温开水，翌晨复诊，身热脉出，已能言语。"这是一例运用急救回阳汤的有效病例。张氏辨定周详，用药稳步进，所以能救此危候。本病重则重矣，名为脱证，脉伏身凉，似在厥证阶段，欲脱而尚未脱也，张氏宗《金匮》"见肝之病，知肝传脾，当先实脾"之法，见到霍乱厥证，脱证必接踵而来，故采取遄前截断法，这是成功的妙策。倘额汗如珠，药入即吐，则虽有良药，恐亦未必成功。

张氏生于清咸丰十年，经历同治、光绪、宣统四代清皇朝的闭关自守，封锁科学，民国元年张 52 岁，又逢军阀混战局面，他能冲破束缚，发皇古义，融会新知，自创防治霍乱比较有效新方新药，以时代论是极不简单的。

中西医结合治愈葡萄球菌二重感染一例

二重感染，又称菌群交替症。这是长期应用抗生素，体内寄生菌群中敏感菌受抑制而非敏感菌大量繁殖，或外来细菌乘虚而入所致。一旦发生，死亡率较高，约45%，若表现为败血症则死亡率可达85%。本文就一治愈病例，作初步回顾。

病案

丁某，女，53岁，工人。

1977 年 3 月 1 日，因急性化脓性梗阻性胆管炎、中毒性休克转来我院急症手术。胆总管切开取石，T 形管引流及胆囊造瘘。术后继续使用红霉素、氯霉素，氢化可的松及其他抗休克措施。3 天后，血压渐稳，但全身水肿，腹水（＋）。至第 5 天，体温 39.8℃，腹部胀痛加剧，恶心呕吐，腹泻乳黄色混浊水样便，夹有少量蛋清样碎渣，泻次较频。

实验室检查：大便脓球（＋＋），红细胞（＋）。夜间腹泻更频，次日上午肛门失禁，便盆难离臀下，一昼夜腹泻约 4000ml 以上，水肿骤退，皮皱眶凹，精神萎靡，语言低微，舌边尖红，苔心腻，脉数略滑。大便涂片见 G^+ 球菌葡萄状排列（＋＋），G^- 杆菌（＋＋），未见霉菌。考虑耐药性葡萄球菌二重感染。当天即停用红霉素、氯霉素，氢化可的松改静脉滴注 ACTH 及四季青，肌注新青霉素 Ⅱ（1g q8h），口服制霉菌素片，补液、纠酸、输血 200ml。

◎ 二诊：翌晨（3 月 8 日）进服中药解毒运脾、调气和营之剂。

处方：紫花地丁 30g，红藤 30g，白头翁 9g，黄连 0.9g，丹皮 9g，玄参 15g，白芍 9g，木香（后下）5g，猪苓 12g，焦山楂 12g，另八宝红灵丹，每日 600mg，2 剂。

◎ 三诊：3 月 10 日。水样便转黄腻状，泻次虽减，但发热不退，神昏谵语，白睛上翻，撮空理线，舌绛无苔，唇舌疱疹，皮下多处瘀斑。大便、疱疹积液，痰液涂片均可见 G^+ 葡萄状球菌。此属湿热化火，内逆营血，营阴大伤，急投凉营解毒，以护心阴。

处方：紫花地丁 30g，红藤 30g，蒲公英 30g，大青叶 15g，黄连 2g，丹皮 9g，赤芍 9g，鲜生地 30g，麦冬 12g，鲜石斛 30g，车前子 12g，日服 1 剂。另加八宝红灵丹 600mg、神犀丹 1 粒化服，疱疹处外涂锡类散，配合以上西药。

◎ 四诊：3 月 13 日。泻次更稀，神志转清，腹痛大减，但仍胀满。胆汁引流量每日仅 80ml，黄疸加深。守前方加金钱草、茵陈、凤尾草等利胆之品。

◎ 五诊：3 月 15 日。泄泻止，疱疹消，精神渐复，食欲好转，胆汁引流略增。后经中西结合闯过了黄疸、肝脓肿等并发症，至术后 36 日病情稳定。出院后续服扶正排石之剂，随访 1 年半未发。

讨论

本例胆道休克，术后 5 天出现典型乳黄色水样峻泻，大便、疱疹及痰液涂片均发现 G$^+$ 葡萄状球菌，虽未作细菌培养，当已可据而做出诊断。但与霉菌性肠炎需加鉴别。

在中西结合抢救中，西医方面重点抓了三条。

①换用敏感抗生素。本例发生于使用红霉素、氯霉素期间，立即换用了新青霉素Ⅱ及四季青。

②加强支持疗法。在峻猛腹泻后及时维持水电及酸碱平衡，10 天内 2 次输血 200ml，补充白蛋白 1 支。

③加强护理，避免了褥疮等其他并发症。

中医方面紧扣清热解毒、凉营养阴两法。清热解毒用紫花地丁、蒲公英、红藤、黄连、大青叶之类，配八宝红灵丹辟秽解毒开窍，神犀丹清热凉血解毒，凉营养阴用鲜生地、丹皮、赤芍、元参、鲜石斛、麦冬之类。据现代药理报道，上述清热解毒药丹皮、赤芍等，均对葡萄球菌有不同程度的抑制作用。至于养阴药，可能是通过调节体液代谢达到利尿清热、增液通便、生津解渴、镇静安神等效果，推测它对调整人体内环境的平衡有所助益。

综观上述治疗，中西二法虽然说法不同，用药各异，但从本质而言，都是针对病情的具体情况，采用了补充和增强机体的抗病反应能力（中医称为"扶正"），和清除致病因素及病理损害（中医称为"祛邪"）相结合的治疗方法，其目的是完全一致的，故能各自发挥其长，而起到单纯使用中、西一法所不能达到的疗效。但二法合用，在体内究竟发生了何种共同作用，则尚待加强机理探讨，以便今后更明确地指导临床。

（叶秉仁、邢郦江指导，陈祥生协助整理，发表于《江阴科技医药卫生专辑》1978 年第 2 期）

殊途同归治黄疸

急性黄疸型肝炎，比之乙型肝炎反复发作所发生的黄疸，容易治疗，不论中医、西医采用各种不同的治法，都能殊途同归，收到预期效果。本病属于中医阳黄，发生阴黄者，临床极少遇见。阳黄一般采用汉代张仲景的茵陈蒿汤，确有效果，故 1800 年以来，沿用不衰。但人的个体有差异，禀赋有不同，不能应用一方治之。茵陈蒿汤药味较苦，又有通泻作用，故需灵活应用大黄，或生用，或炒用，或炭用，剂量或轻或重，必须斟酌尽善，才能合拍。但对儿童、孕妇及体质虚弱者，往往难以忍受。本人在几十年的临床中，摸索出一张基本方：用茵陈 12~30g，虎杖 15~30g，平地木 12~30g，蒲公英 12~30g，板蓝根 12~30g，焦山楂 6~21g，车前草 10~20g，共计 7 味药。该方药性平和，药味少苦，对治疗阳黄，有一定疗效，不论小孩、孕妇或体质虚弱者，皆可适用。本方定名"茵虎合剂"，一般服 20~60 剂，可以治愈。为了便于记忆，编成一句歌诀："茵虎山前蒲木板"。在用上方之前，须检查肝功能、黄疸指数、乙肝五项等。先确诊为甲型黄疸型肝炎，再分清轻、中、重三型。轻、中二型，单服本方即可胜任；如为重型，或乙型肝炎所发生的黄疸，都必须中西医结合治疗。

（《江阴卫生》1985 年 7 月创刊号）

脾病调肝体会点滴

李东垣云"治脾胃必调肝",这是其重要的学术观点。清代叶天士对此十分推崇,从《临证指南医案》可见,叶氏很擅用"扶土泄木""制肝安胃"等法。前贤的这些学术论点和临床经验,对我们治疗脾胃病方面疾病,有着重要的指导意义。

中医学认为,胃主受纳,脾主运化,在人体生理上占有重要地位。人体是一个有机结合体,脾胃进行正常工作,需要他脏参与,肝脏就是其中主要的脏器之一。肝主疏泄,性喜条达,能协助脾胃进行腐熟水谷的运化作用,所谓"木能疏土"。如郁怒伤肝,肝阴内耗,为用太过;或气机郁结,肝失疏泄条达,势必横逆犯脾,使脾胃失去正常运化功能,故有食欲不振,腹痛肠鸣,胸闷脘胀,呕酸泄泻等消化功能紊乱现象,所谓"木克土";又因脾气不足,肝失制约,亦能造成"木侮土"的病理现象。肝实者宜疏肝抑肝,解其郁结,平其气旺,可使脾胃不受肝克;脾虚者宜补土升阳,使土厚而木不摇。故肝脾两脏在生理上互相协调、互相制约,病理上又互为影响,治疗时应权衡其关系,才能收效益彰。

西医学如何理解脾胃与肝脏之间的关系,以个人的一孔之见,其主要在于神经系统(通过内脏神经)与消化系统(分泌、消化、吸收)之间的相互作用的关系。所谓"脾病调肝"意在治疗脾胃病变时必须考虑消化关系与神经系统(特别是内脏神经)之间的相互影响问题。可见中西医结合理论之间是有可通之处的。现就脾病调肝中的补中泄肝、升阳舒肝、温脾制肝三法在临床上的应用,谈些肤浅体会,谨望同道指正。

一、补中疏肝医腹疝

腹疝是指腹中攻筑作痛，痛引上下的一类疾病。根据中医历代文献记载，疝气的范围极为广泛。不特是指睾丸、阴囊肿胀疼痛，或牵引少腹疼痛者，故前人有腹中之疝和睾丸之疝之说。关于疝痛的论述，最早见于《素问·五脏生成篇》，其云："黄，脉之至也，大而虚，有积气在腹中，有厥气，名曰厥疝"。明确地指出厥疝是"积气在腹中"，而气逆为疝。此后隋·巢元方《诸病源候论·诸疝候》中有七疝的记载，名为水疝、瘕疝、寒疝、气疝、盘疝、胕疝、狼疝等，据其所述症状描述，除狼疝外，其余六疝，皆是腹痛疾患，属于腹疝范畴。其主要病机，张子和《儒门事亲》中认为"岂知诸疝，皆归肝经。"在治疗上，明·张景岳认为"治疝必先治气"。凡气实者必须破气，气虚者必须补气，故治疝者，必于诸症之中，俱当益用气药。我在临床上常遵循其旨，治疗中虚而有肝气郁滞者，一面补气健脾，以防御肝气来犯；一方面疏泄肝气，使肝郁条达，不能横逆。这种脾病治肝的配伍形式，即为补中疏肝法。其中脾虚为甚者以补中力主，肝郁为著者以疏肝为先，不可执一偏废。

病案

薛某某，男，56岁。初诊：1975年7月13日。

患胃脘痛数载，今因劳倦过度，复感外邪而发。胃脘及少腹坠胀疼痛，攻筑上下，难于步履，用布裹少腹，才能勉力步行数步，仰卧在床，痛苦不堪，纳谷减少，大便干燥难解，苔薄，脉弦缓。

胃钡透提示：胃下极在髂骨水平线下5cm，诊断为胃下垂，服补中益气丸1个月，鲜效。

证属腹疝，少腹为厥阴循行之地，肝气失于疏泄，腑气失于通顺，先拟疏泄厥逆之气，佐以润肠。

处方：炒枳壳10g，炒川楝子10g，小茴香3g，炒麦芽12g，炙甘草5g，广木香3g，决明子30g。5剂。

◎ 二诊：少腹滞痛略减，食道牵引不畅，唇内溃疡，大便仍难解，苔薄黄有裂纹，脉弦细。肝胃气滞未和，且气阴两虚也，再拟理气而调肝胃，增液以润大肠，升降并用，以散郁结。

处方：炒枳壳 12g，炒枳实 12g，柴胡 5g，升麻 5g，细生地 12g，玄参 10g，麦冬 10g，川楝子（炒）10g，小茴香 3g，乌药 10g，陈橘核 10g，荔枝核 10g。5 剂。

◎ 三诊：唇内溃疡已敛，胃脘及少腹之痛续减，咽喉干燥，食道仍为牵引不畅，大便维艰，肝胃有协和之机，中虚气陷未复。

原方去荔枝核，加炙黄芪 12g 以补中气，沉香化气丸（包煎）12g。加强理气疏肝，升麻加至 10g，以助黄芪、柴胡升陷。5 剂。

◎ 四诊：食道牵引已舒，少腹之痛大减，大便较前通顺，前方有效，毋庸更张。原方加胡芦巴 10g，5 剂。

◎ 五诊：腹痛完全缓解，胃纳增加，行走自如，予补中益气丸 1000g，沉香化气丸 1000g，每天晨晚服 10g，以巩固疗效。2 年后随访，业已康复，健步如常。

二、升阳舒肝治便秘

便秘多由大肠积热，或气，或寒凝，或阴阳气血亏虚，使大肠的传导功能失常所致。治疗便秘的原则宜通便，但通便之法，不能妄用攻下，《丹溪心法·燥结》云："如妄以峻利药逐之，则津液走，气血耗，虽暂通而即秘矣。"故应针对不同证型而分别施治，实者宜清热润肠，或顺气导滞；虚者则根据阴阳气血之虚而补之润之；对于虚实夹杂者，治疗宜严审病机，权衡常变。

若便秘因脾胃虚弱，风气偏盛，鼓动肝木，或七情郁怒，每致木郁土中，失其外发疏泄，腑气通降不及所致。如是病情，虚实夹杂，治疗则宜一面升举脾阳，一面舒其肝郁，这种脾病治肝的配伍形式，即为升阳舒肝法。

病案

赵某，男，48 岁。初诊：1966 年 9 月 4 日。

今年春季患腹泻，治愈续起便秘，纳减腹胀，服理气通便药仅能短暂改善，周余大便方解，先硬后溏，临厕努挣，秘涩不爽，脉细软，舌苔薄腻微黄。证属湿热留恋，脾气受伤，清浊升降失常。仿东垣升阳益胃汤法。

处方：党参 12g，炒白术 10g，炙黄芪 12g，炒白芍 10g，制半夏 10g，炒陈皮 6g，白茯苓 12g，泽泻 10g，软柴胡 5g，炒防风 6g，羌活、独活各 6g，黄连 3g，炙甘草 3g，生姜 3g，红枣 3 枚。3 剂。

药后大便通行，腹胀减轻，食欲增加，继服 10 余剂，大便每日畅行 1 次，粪质正常。1 年后患他病来诊，询其旧病，述从未复发。

按：腹泻之后，湿热难以骤清，滞留日久则伤脾胃，脾运失健，清气不升，浊气不降，以致腹胀便秘。是病从大便先干后溏为辨证的关键，属脾虚无疑，若徒用攻消以除有形，治疗未及全面，难以中的。今投升阳益胃汤全方，颇合病机。东垣升阳益胃汤以防风"性浮以升，消风顺气，治老人大便秘涩"，羌活升举下焦，独活"宣通气道，升中有降"，三药助黄芪、柴胡升举清阳，六君子汤补气健脾和中，白芍酸以制肝，连、姜苦泄通降，泽泻导热下行。诸药合用补中升阳，舒肝益胃，共奏升清降浊之功，塞因塞用，不治其秘而秘自通矣。

三、温脾制肝疗泄泻

情怀不舒，所欲不达，忧思郁结，以致肝失疏泄，横逆乘犯中土，脾胃受制，运化失常而引起的慢性泄泻，除大便失常外，常兼腹痛，胸胁胀闷不舒，嗳气食少等症，此乃肝胆乘脾所致。《景岳全书》云："凡遇怒气，便作泄泻者，必先以怒时挟食致伤脾胃，故但有所犯，即随触而发，此肝脾二脏之病也。盖以肝木克土，脾气受伤而然。使脾气本强，即有肝郁，未必能入，今既易伤，则脾气非强可知矣。故治此者，当补脾之虚而顺肝之气。"所谓顺肝即是调肝。临床应用时，若脾气不足者，可采用参苓白术散，另佐以治肝之品，如柴胡、白芍、枳壳、防风、木瓜、乌梅等。如脾肾阳虚而肝逆，则见清晨泄泻，大便完谷不化，腹冷喜按；且现腹痛肠鸣，泻次频数，头晕，胁痛胸闷，脉细弦，舌淡等症，治当温脾扶正为主，俾中阳振奋，则肝之横逆自能得止，此即温脾制肝之法，实系"培土制木"

之意。

病案

陈某，女，54岁。初诊：1987年3月7日。

便溏二载，甚则完谷不化，肠鸣腹部隐痛，胸闷不舒，舌淡苔白，脉弦缓。证属脾胃阳虚，肝气不驯。

处方：软柴胡5g，炒白术12g，炒白芍10g，白茯苓12g，全当归10g，党参12g，上肉桂2.5g，煨肉豆蔻5g，煨诃子10g，煨木香6g，炙甘草3g，煨生姜3片。4剂。

◎二诊：腹痛已止，大便尚未成形，纳谷少馨，苔脉如前。原方去当归，加淡附片6g，以增温脾之力，续服5剂。

◎三诊：大便成形，日行二次，腹中鸣痛亦止，胃纳转佳，脾胃得振，肝木已有平静之势。乃以参苓白术散去桔梗加制香附10g，宣木瓜10g以健脾制肝，服5剂，病乃愈，迄今十载未发。

（曾发表于《江阴市中医药论文选集》，1990年6月）

肝硬化腹水证治经验

肝硬化腹水，属"鼓胀"顽疾，治疗颇难。本人在本病治疗中，擅用清（解）、泻（下）、逐（水）、化（瘀）等祛邪法则，适时益脾、养阴等扶正方法，若遇败证，则采用中西医二法救治。现将本人治疗本病的经验简介如下。

一、清热解毒，以澄其源

肝硬化腹水，其由慢性肝炎演变而成者较多。《内经》云"诸腹胀大，皆属于热""诸病有声，鼓之如鼓，皆属于热"。结合临床，每见病人有目睛黄染，腹膨如鼓，面色黧黑，牙龈衄血，化验 SGPT 增高、HBsAg 阳性等表现，其热毒内盛、水湿泛滥之象常出现在整个病程中。就肝炎后肝硬化腹水而言，多系病毒之因引起肝脏的不断损害。对此，我在实践中自拟"黄金白丹汤"为基本方（由蒲公英、白花蛇舌草、田基黄、丹参、郁金组成）。贯穿于本病治疗的始终。方中以蒲公英、蛇舌草、田基黄清热解毒为主，伍以丹参、郁金活血化瘀。结合病情，辨证加减，常能收到热清毒解，邪祛正安的效果。

二、泻下通便，以竭其实

本病临床表现多见腹部胀满，大便干结，尿赤而少等热结腑实证候。叶天士《临证指南医案·鼓胀门》病案中"胃肠窒塞，必用下夺"之说十分贴切。对凡无表证，体不过虚的病例，都在前法中参以通下腑实的方法，喜用大黄（后下）6~10g，若形体尚实者加用黑丑、白丑末各 3g，体质较虚的用酒制大黄 5~10g，与清热解毒药同服。伴有消化道出血者，用生大黄粉 3g 调服，每日 2 次；临床观察到有言语错乱、烦躁嗜睡等肝昏迷先兆者，用之有预防肝昏迷发生的作用。正如《本经》言大黄有"主下瘀血，血闭寒热，破癥瘕积聚，留饮宿食""推陈致新""安和五脏"之功。在本病治疗中，大黄之类泻下药物运用适当，不特功效显著，且无明显不良反应。

三、逐水利尿，以缓其鼓

腹水是肝硬化后期的主症。本病病机复杂，矛盾丛生，采用清热利湿、泻下通便、温运利水、行气除湿、活血利水等法，腹水往往攻而不减。重度腹水，应用西医利尿药则小便亦难通利。本人在治疗此类病人时用自拟消水丹可起沉疴，奏效迅捷。

消水丹组成：甘遂 4g，黑丑 8g，白丑 8g，琥珀 3g，沉香 5g，研末装入 2 号胶囊。服法是第一次 15 粒，晨起空腹温开水送吞，起效后，隔 1 天再服 13 粒。服后可解水样大便 2000ml 左右，小便随之通利，腹水迅速消退，即予停服。应用甘遂、黑丑、白丑利小便，通大便，疏三焦壅结，伍以琥珀利尿散瘀，沉香降气行水，对攻克顽症，颇力有效。但因此类病人一般本虚标实，攻逐峻剂易伤正气，故只可救急治标，而忌过量使用。

四、化瘀通络，以攻其坚

本病病人多有脘腹坚满，肝脾肿大，脉络怒张，青筋暴露，面部血缕、血痣等气血郁滞，络脉壅塞之征，这都是血流瘀阻之象，故化瘀软坚，活血通络必然是治疗本病的大法之一。在辨证用药中，我常佐以活血化瘀药，所选药物，不用破伐，最常用的是丹参、郁金二味，用量前者 10~15g，后者 10g 左右。丹参能活血祛瘀，改善肝血循环，增加肝细胞的营养和氧供给，对消除肝脏纤维结缔组织的增生有一定的作用；郁金行气解郁，凉血破瘀，治胸胁腹痛、吐血、衄血、黄疸等，临床报道其有止痛退黄，使肝脾缩小的效果。二药同用行血中之气而不破血，疏络中之瘀而能和营，促使气、血、水三者相互转化而利于腹水消退。

对于胁下有癥块而衄血不显的，常用鳖甲煎丸加减，化瘀软坚之中常用仙鹤草、紫珠草、三七粉等止血防患于未然，但收效甚差，曾遇几例腹水消退，三白倒置纠正，肝功能正常而死于消化道大出血。故此类病人，不应错失良机，即行脾切、门静脉分流术。

五、扶脾护肝，以调其本

清代沈金鳌曰："鼓胀病根在脾"。本病初起属实，亦见虚多实少之证。腹部胀满，见有肢软乏力，消瘦便溏，形瘦日著者，或兼有阳虚之证者，重点在于扶脾。常选用党参、黄芪两味，辨证契机，用量可加大至 30~50g，并选配白术、茯苓等药。从现代药理来讲，它们有保护肝细胞，促进肝细胞再生，提高人血白蛋白的作用。黄芪有良好的利尿作用，得白术、茯苓、陈皮，健脾利水，可起协同作用。健脾化湿补中益气之品能增加食欲，使中焦受气取汁，变化为血，藏于肝脏，肝得血荣，则可受益。"见肝之病，知肝传脾，当先实脾"的道理，亦在于此。

此法治疗以血吸虫性和非炎症引起的肝硬化腹水为多；肝炎后肝硬化腹水若全血细胞下降，热毒证不显，以及腹水消退后的巩固治疗亦可使用。

六、养阴生津，以滋其源

本病久延不愈，湿热久恋则热灼津伤，脾虚生化不足，均可致肝血、肝阴不足，进而耗褐肾阴。临床每见晚期病人阴虚者多，且常兼见湿热症状，病情复杂，极为难治。此时，辨虚实，以舌质舌苔为依据。倘若临床见有舌质红、苔光净、脉细数、小便赤少或低热、衄血、口干、肤燥等阴虚之证者，应慎用中药泻下利水渗湿及西药利尿药，给予一贯煎加水牛角粉（代犀角）、丹皮、石斛等，以养阴生津，滋其真阴之源。如舌体红绛、苔光剥而干、目黄、腹胀、尿赤的都属真阴耗竭之危象，预后都不佳。

七、中西合参，攻补兼施

在本病治疗中，一般采用中医辨证治疗，配合西药利尿剂，达到腹水消退或得以控制（西药治标），肝功能正常，三白倒置纠正，谷丙转氨酶转为正常（中药治本）的目的。对西药利尿剂不见效者，用中药消水丹攻逐利水，辅以血浆、白蛋白等血肉有情之品扶助正气。阴虚者，采用中药养阴护津柔肝，防西药利尿竭其源泉；或用中药养阴利湿，辅血浆、白蛋白等以填补阴精。通过标本兼顾，中西结合之妙用，常能稳步达到预定的疗效。

病案

王某，男，35岁，已婚，工人。

腹部膨胀3个月余，伴下肢水肿。病人有慢性肝炎史，便溏2年。近3日来腹部渐胀，纳谷甚少，下肢水肿，鼻腔和牙龈不时渗血，神疲声怯，卧床不起，面色灰暗，大便溏薄。肝病面容，面部见蜘蛛痣一个，舌前两侧较胖，苔黄厚，脉细软。

查体：心肺（－）。腹部膨隆，叩之浊音，腹围脐平线91cm，腹壁静脉显露，肝上界第六肋间，剑突下、肋下均未及，脾肋下 7.5cm，两下肢凹陷性水肿。

实验室检查：锌浊 20U，麝浊 10U，SGPT40U，总蛋白 51.9g/L，白蛋白 19.4g/L，球蛋白 32.5g/L，白细胞 3.8×10^9/L，红细胞 2×10^{12}/L，血红蛋白 45g/L，血小板 58×10^9/L。

西医诊断：①慢性迁延型肝炎；②肝硬化（失代偿期）；③脾功能亢进。

中医辨证：脾虚水泛，气结成积。

治法：补气行水，活血消积。

处方：党参 30g，黄芪 25g，当归 12g，丹参 15g，郁金 10g，平地木 25g，茯苓 12g，泽泻 12g。

随症加减治疗，配合少量西药利尿剂，中途食道静脉破裂大出血一次，给予输血、止血等抢救处理而止。

经上述治疗 1 年余，精神体力转佳，能正常活动，纳便正常，腹水消失，肝功能恢复正常，白球比（A/G）倒置纠正，行脾切手术，术后随访 2 年，情况良好。

病案

徐某，男，56 岁，已婚，干部。1979 年 2 月入院，住院号 334。

◎ 初诊：腹胀、尿少 3 个月余。病人于 1975 年患急性黄疸型肝炎，经治疗肝功能恢复正常，症状消失。1976 年 6 月复发，治疗数个月后愈。此次因工作疲劳，情志不畅发病，3 个月前感腹胀攻痛，面色萎黄，尿少而赤，眠差纳少，在某医院住院治疗 1 个月无效转入我院。入院查，面部灰暗，目睛黄染，齿鼻衄血，舌紫气，苔薄。

查体：心肺（－）。腹膨坚实，叩之浊音，腹围脐平线 93cm，腹壁静脉怒张，肝脾因腹水多而未查清。两下肢凹陷性水肿。

实验室检查：谷丙转氨酶 >240U/L，锌浊 19U，麝浊 20U；白细胞 4×10^9/L，血红蛋白 115g/L，血小板 42×10^9/L；血清总蛋白 52.4g/L，白蛋白 24.2g/L，球蛋白 28.2g/L；腹水常规：李凡他试验（＋）、红细胞（＋＋＋），无特殊细胞发现。

中医诊断：①黄疸；②臌胀（热毒瘀结型）。

西医诊断：①慢性肝炎（活动期）；②肝硬化（失代偿期）腹水。

治法：清热活血，通腑逐水。

处方：白花蛇舌草 30g，田基黄 20g，茵陈 30g，半边莲 15g，龙葵 15g，生大黄 6~10g，丹参 15g，郁金 10g，白茅根 20g。另加服"消水丹" 15 粒，隔天 1 次，晨起空腹温开水送吞。

每次服后解水样便约 200ml。逐水 2 次后，小便增多，腹水迅速消退，量腹围 73，间断少量输血、白蛋白。继上法治疗 5 个月，谷丙转氨酶正常，白球比倒置纠正，肝功能正常，血小板上升为 140×10^9/L。此时中药中去大黄，加入党参、黄芪培本，腹水未再发生，活动如常人，随访 5 年，未见病情发展。

结语

肝硬化腹水的治疗，中西医迄今无良策。本人在治疗中，以攻邪实为主，处处顾护正气，并配合以情志调养、饮食疗法，在临床上挽救了一些晚期病人，并使大多数病人延长了生命。

（周嘉琳协助整理，刊于《春申医萃》，江阴市中医学会编，1991 年 1 月）

乙型肝炎的证治认识
——黄金白丹汤的试用探索

乙型肝炎简称"乙肝"，随着西医检查方法的深入进展，可以检查出无症状的带病毒者。去年香港报道，人群普查发现 HBsAg 的阳性率高达 10%，以此类推，国内如若普查，阳性者也不会少。陈敏章于《中华内科杂志》（24 卷增刊）说："病毒性肝炎流传面广，带病毒者多，发病率高，严重危害人民身体健康，近年来已被列为国家重点科研课题之一。"目前尚无针对"乙肝"病毒的特效药，我国中草药品种繁多，抗肝炎病毒的药物，可能在中草药中发掘突破，这是我们义不容辞的努力方向和光荣任务。西医学认为，一旦感染，其发病机理，与肝炎病毒的持续存在，机体的免疫功能紊乱，病变肝脏内微循环及代谢功能障碍有关。

本人根据病因、病理特点，凡检查出 HBsAg 阳性者，不论滴度高低，有无症状均用黄金白丹汤加减治疗，几年来治疗不少病例，惜未登记而无法统计，受治者很少向肝硬化和肝癌发展。

一、方药组成

田基黄、蒲公英（黄花地丁）、白花蛇舌草、郁金、丹参。

（1）无症状而携带病毒者：用黄金白丹汤（以下简称基本方）加黄芪、当归、熟地、枸杞子以补气血、益肝肾，增强机体免疫力，正胜则邪却。服7剂，停3天，2个月为一疗程。疗程结束，复查 HBsAg，尚未转阴，继续服第2疗程。

曾在1982年7月治疗实验小学一袁姓老师，年22岁，毫无症状而查出表面抗原阳性，忧恐流泪，我边安慰，边疏基本方加味，服药后 HBsAg 转阴后至今无症状发生。

（2）筋骨肢节疼痛，基本方加当归、虎杖、秦艽、鸡血藤、桑寄生，活血祛风，舒筋活络。

按：虎杖除能清热解毒，活血舒筋外，对乙型肝炎抗原有抑制作用，故本品是治乙肝常用药。

（3）皮肤出现荨麻疹、斑丘疹，基本方加苦参、地肤子、白鲜皮、蛇床子、蝉蜕。

（4）头晕失眠，心悸不宁，基本方加制首乌、枸杞子、合欢皮、白茯苓。

以上四组症状，若由肝炎引起，称为肝外症状，西医认为肝炎抗原进入血液循环，立足何点，本无定处。柳宝诒先生说："伏邪由内而发，其从阴从阳，入腑入脏，初无一定程式，每因经气之虚而袭入……"《内经》说"邪之所凑，其气必虚"此中西医理论有相通之处。由此可知平时遇见以上四种症状用常规治疗而无效者，应考虑到肝炎的肝外症状，进行检查，否则但治其标不治其本，药无益也。

二、方义分析

田基黄、蒲公英都有清热解毒作用，田基黄对急慢性肝炎，均有显著疗效，且有散瘀止痛功能；蒲公英治肝炎，对促进肝功能的恢复和黄疸的消退都有一定疗效。白花蛇舌草能促进内皮系统增生，巨噬细胞吞噬病毒，阻止病毒复制。郁金具有行气解郁，凉血破瘀，疏肝利胆，使肝脏邪毒从胆汁排泄，去郁陈莝，则新陈代谢功能自复。丹参能活血化瘀，具有扩张内脏血管，改善微循环障碍和改善血液流变学状态，从而起到降酶、保肝作用，促进肝细胞再生和抗肝纤维化等作用，使废用的肝单位得以部分修复。

三、随证加减

1. 肝郁气滞

症见胁肋隐痛，胃脘痞胀，纳少作嗳。基本方加柴胡、香附、川楝子、延胡索。

按：柴胡具保肝作用，降血清 GPT，柴胡皂苷具有促进肝糖原合成，促进肝细胞核的核糖核酸的合成，起强壮和治疗肝脏疾患的作用。

2. 脾虚湿困

症见纳少便溏，苔腻、脉濡或缓。基本方加藿香、木香、白蔻仁、薏苡仁、白术、法半夏、陈皮；若苔厚腻者再加苍术、厚朴。《金匮要略》说："见肝之病，知肝传脾，当先实脾。"但此肝与肝炎之肝有异，《金匮》所论之肝，为一般肝气横逆之肝，肝炎之肝有邪毒存在，其人津液充沛，一旦受邪，有足够的体液包裹邪毒以自卫，含毒之液，已非清津，不可能再为生理所应用，是为湿浊，留在体内，反受其害，故当芳香以化之，燥湿以除之。

由于"乙肝"抗原可以复制，病毒又可繁殖，药物辅助人体抗病毒要做好长期打算，芳香化湿，以舌苔为准，腻苔只能化去八成，即可停手，否则湿去阴伤，化燥化火，便成燎原危局，不可不慎。

3. 瘀血内阻

症见面色晦暗，唇紫，舌质有紫气，或瘀点瘀斑，或肝脾肿大者。基本方加桃仁、红花、泽兰、鸡血藤、地鳖虫（肝大加制鳖甲）；有牙宣、鼻衄者，配用止血之品，大小蓟、茜草、仙鹤草、白茅根、紫珠草等；兼见热象者，舌质红、脉数，宜凉血散血，生地、丹皮、赤芍、紫草（据报道紫草治黄疸型肝炎或无黄疸型肝炎急性期较好，对慢性肝炎和肝硬化也有一定疗效）；兼见舌苔浊腻者为痰瘀交阻，症见面色晦暗，眼眶周围青晦（见此症者，都在慢性肝炎后期），头晕，肢倦乏力，胸闷脘痞，纳少恶心，痰多，口腻。可于化瘀药方中加入化痰药，二陈汤加陈胆星、石菖蒲。

按：痰为呼吸道病理渗出物，称为有形之痰，前人认为火是无形之痰，这是广义之痰，凡炎性渗出物都可称湿称痰，湿为黏腻之邪，痰比湿更为稠黏，痰中含有邪毒，故称之为火。瘀血与稠痰都能阻碍气血运行的通道，营卫出入的门户，并且痰瘀胶着之处即为虫窠，又为邪毒堡垒，正气难以入攻，抗体对抗原无法扫荡，带来极不好的后果，于此可见化瘀化痰的重要性。

4. 阴虚血热

症见舌质红，苔少，甚则光剥无苔，舌面干燥，口中干渴，贪饮汤水，脉细数，在肝硬化腹水出现此症，往往预后不良。乙肝病毒容易化热伤阴，对慢性肝炎活动期病人，有人说："有一分阴存在，便有一分生机，阴亏者发展快，易致耗血动血。"此是经验之谈。基本方加生地、麦冬、石斛、龟甲、枸杞子养肝肾之阴而生津，金银花、连翘、板蓝根、大青叶、鱼腥草，加强清热解毒之力。

按：银翘青板汤具有清热解毒及抗病毒作用。本人于 1965 年，在"乙脑"流行期间总结出来，通过 1966 年及 1971 年逢"乙脑"大流行期间，临床再观察，确有一定疗效。鱼腥草素能增强病人白细胞的吞噬功能，能提高血清备解素水平，血清备解素是一种非特异性免疫因素，是血清内的一种 β 球蛋白，在补体和镁离子的参与下，能使某些病毒灭活。

5. 湿热发黄

黄疸型肝炎病情较重，谷丙转氨酶升高，说明肝细胞被破坏，当肝脏组织损伤较重时，黄疸加深，历来黄疸型肝炎医者都认为多数属阳黄，一般宗张仲景的茵陈蒿汤，退黄疸有一定疗效。甲型肝炎的普通型，可以一方服用，直到治愈，而对大黄一味要慎用，开始用酒大黄 6g，后加至 10g，不作腹泻，则可改用生大黄，也是从 6g 加至 10g；见腹泻即改用制大黄炭，因泻多伤脾，本元被伤。重型肝炎，黄疸指数在 50~100 单位之间，应中西医结合治疗；黄疸指数超过 100 单位以上，排除肝内结石，症见身目呈深黄色，高热神昏，尿如檗汁，腹胀有水，胁痛，吐衄便血或发斑疹，此为瘟黄，西医称为急性肝衰竭，又称急性黄疸型肝炎，肝脏大多缩小，故又称黄色肝萎缩，预后不良者多，瘟黄大多发生于甲型肝炎，乙肝也有发生。

去冬临床所见一例，病人 HBsAg 阳性共验两次，第一次滴度 1∶512，第二次滴度 1∶64，西医诊断为亚急性黄疸型肝炎。黄疸深重，黄色鲜明，无神昏、腹水等危重症出现，二诊后，发生"疸酶分离"，黄疸突变晦暗，饮食喜热，脉迟缓（50 次 / 分），符合阴黄证，即改用茵陈术附汤，这是正虚邪盛，阳气式微，但毕竟内有邪毒，一旦阳气来复，毒热化火，又难措手，故清解之药不可废，乃温清同用，诊两次服 6 剂，病情由阴转阳，即撤去温药，黄疸逐步消退而向安。于此可见中医辨证论治的奥妙。需要注意的是：乙肝表面抗原转阴，不等于乙肝病毒消灭。

病案

县文教局胡某，女，51 岁。1958 年开始患肝炎，迄今已 27 年，反复发作，曾到上海某医院检查：拟诊断为慢性肝炎急性发作期，发展到早期硬化。1983 年我用基本方加减，结合用些西药，治疗 1 年余，症状消失，肝功正常，精神安和，行动灵活，恢复工作较长一段时间，恢复期间复查 HBsAg 5 次均为阴性，乃去无锡疗养，入疗养院时，查肝功能、HBsAg 也是正常，不料疗养到一个半月时，肝炎复发而回家，自称生活不习惯，每天要走土坡多次而劳累所致。其实这是诱因，真正原因是病毒潜隐没有彻底消灭，以上诱因，可以削弱正气，正气虚则伏邪内动，出而为患。病人入住县人民医院传染科，因黄疸指数过高而转去无锡传肝医院，又因某些原因返回县人民医院传染科，经中西结合治疗，黄疸指数下降到 12 单位而出院。在假愈期间，怎样可以及时查清？近年有乙肝两对半可查。病人于今年检查：HBsAg 阳性 1∶64（最高 1∶512），抗 –HBs 阴性，抗 –HBc 阳性，抗 –HBe 阴性，HBeAg 阳性。

这张报告单很不理想，乙肝患了很长时间而抗 –HBs 未出现阳性，抗 –HBc 阳性，这是核心抗体；而核心抗原无法存在，核心抗体查到，就知道核心抗原存在，因此称为半对；e 抗原阳性的血清，有感染性，慢性肝炎 e 抗原持续阳性者，是预后不良的指标。北京中医医院陈副主任医师介绍经验："当 DNA 多聚酶降至正常，HBeAg 从阳转阴，而抗 –HBe 尚未出现时，则可适当加用补气健脾，益肾温阳之品如黄芪、枸杞子、菟丝子、淫羊藿等，有利于抗体的出现。"

四、小结

（1）乙肝当前流行面广，已成为常见的传染病之一，受染者出现症状，久治不愈，可以发生肝硬化腹水，少数转为肝癌，后果严重，故当重视预防和治疗。

（2）"黄金白丹汤"的作用，具有抗病毒和抑制病毒复制的作用，疏肝利胆活血改善微循环的流畅，防止肝内结缔组织的增生，如能结合辨证施治，调整阴阳气血和脏腑虚实的偏差，更可提高疗效。本人本方应用了三四年，对表面抗原转阴有一定疗效，故有持续进行观察研究的价值。

（3）乙肝大多数是无黄疸型肝炎，一旦出现黄疸，病情由轻转重，黄疸愈深，病情愈重，辨证大都属于阳黄，宜合用茵陈蒿汤退黄疸。本人最近遇到一例西医发现"疸酶分离"的病例，阳黄证突变为阴黄证，遂即改用茵陈术附汤温阳化湿，病机由阴转阳，得挽危局，再从阳黄治疗，黄疸渐退，逐步好转，现已回家休养。可见中医治病，重在辨证施治。

（4）西医学的微观检查，依靠着现代科学的飞跃发展而迅速进步。自从乙型肝炎表面抗原的发现，才弄清慢性肝炎的成因。过去认为乙肝表面抗原的消失，标示乙肝痊愈，现在进一步了解，单独乙肝表面抗原转阴，深伏的病邪未必根除，一定要两项抗原阴性，三项抗体阳性，才不至于愈后再发，倘然再发，而检查两对半正常，就要考虑到非甲非乙型肝炎。但对乙肝的检查，还有新的方法，单靠两对半检查仍不可靠，只有同时采用包括分子杂交试验，检测 HBV–DNA，快速免疫电镜检测 HBV 颗粒，免疫病理检测肝内HBV 标志，才能准确排除 HBV 感染。可见科学无穷尽，医学无底止。西医的微观检查，值得敬佩。我们中医工作者，在党中央振兴中医的号召下，利用几千年来辨证论治的优势，广大繁多的本草资源，与西医并肩作战，而首先攻克这一难题，可能更依靠中医中药。

1986 年 1 月 18 日，《解放日报》讯：上海国际肝癌与肝炎会议闭幕，当代肝病学奠基人，美国波帕教授在闭幕会上作了总结发言，他赞扬中国近 3年来在这两种疾病的研究上进展很快，特别对亚临床肝癌的诊治有突出的贡献，中草药抑制肝炎病毒有发展前途。中国在这方面的进展对西方有所帮助。

治疗原发性肾小球肾炎十一法

近年来，对原发性肾小球肾炎的治疗途径有较多探索，取得了令人鼓舞的进展。本文将有关资料综述如下。

一、疏风宣肺利水法

适用于急性肾炎风水相搏、肺失通调的阳水证，或慢性肾炎急性发作期证属阴水挟表证者。据研究表明：本法能调整机体的免疫功能，有抗过敏作用，可减弱或抑制感染后变态反应性损害。贵阳中医学院附属医院通过对急性肾炎水肿期的治疗，认为宣肺解表和芳香化湿药有解除肾小血管痉挛、减轻组织水肿、消除高血容量状态，能防止心衰及高血压病的发生。陈氏报道用麻黄连翘赤小豆汤加减，治疗阳水 44 例，临床治愈 24 例，显效 12 例，好转 8 例，有效率为 100%。王氏用越婢汤合五皮饮加减治疗急性肾炎。麻黄为宣肺利水之首药，能开上泄下，"通调水道，下输膀胱"，当高度水肿伴血压升高时，麻黄也非绝对禁忌，用量一般为 5~15g，重者 20~30g，并配用黄芩。此外，还常用浮萍复方，浮萍"发汗胜于麻黄，利水捷于通草"，有自拟银蝉玉豆汤（金银花、连翘、蝉蜕、玉米须、赤小豆、浮萍、白茅根、冬瓜皮、车前草）治急性肾炎，观察 35 例，有效率为 97.1%。徐氏拟蝉蜕浮萍汤治疗急性肾炎 68 例，治愈 54 例，显效 9 例，好转 5 例。对阴水挟表证周氏提出了疏风宣肺、顺气导水、清热解毒、养阴补肺等法，提供了一条从肺施治的新路子。

二、清热解毒利湿法

张氏认为慢性肾炎伴肾功能损害过程中，湿热是贯穿始终的病邪。蒋氏报道用五味消毒饮加减，治疗急性肾炎 16 例，近期均获治愈。李氏拟消利肾炎方（金银花、黄芩、黄柏、泽泻、茯苓皮、桑白皮、猪苓、丹皮、陈皮、大青叶、车前子、怀山药、茅根），治疗 94 例小儿急性肾炎，痊愈 79 例，显效 10 例，好转 5 例。慢性肾炎除感染病灶外，大量或长期应用激素也可以造成湿热或热毒之邪蕴结。上海第二医学院附属第三人民医院在 267 例成人肾病综合征中，对湿热型者用清热利湿方药（蛇舌草、蒲公英、荠菜花、米仁根、白茅根、金钱草、竹节草、见肿消、蚕豆花）治疗，能显著提高对肾病的治疗效果。慢性肾炎因上呼吸道感染反复发作者，徐氏用清利方（蛇舌草、蒲公英、薏苡仁、七叶一枝花、蝉蜕）治疗，获效较好。也有医者报道，慢性肾炎用温肾利水或用激素治疗效果不显或无效者，应考虑温燥化热，与湿相合成湿热，改用清热解毒利湿法后有效。

三、活血化瘀利水法

肾炎水肿严重者，往往出现瘀血之象。赵氏认为"水能病血，血能病水"，治水当治血。有关活血化瘀药物治疗肾炎的主要作用机理是，通过机体局部的调整作用，抑制或减少变态反应性损害，使肾小球毛细血管通透性下降，能调整肾脏血液循环，扩张肾血管提高肾血流量，能改变肾血液循环，促进纤维组织吸收，使废用的肾单位得以部分修复。山西省中医研究院提出了活血化瘀、清热解毒治疗肾炎的新途径，用益肾汤加减（当归、赤芍、川芎、红花、丹参、桃仁、益母草、金银花、白茅根、板蓝根、紫花地丁）加减治疗，比一般中药配合激素治疗效果要提高一倍多。王氏等用肾炎汤加减（丹参、郁金、川芎、赤芍、红花、小蓟、车前子、黄芪）治疗急性肾炎 48 例和慢性肾炎 12 例，有效率达 91.7%。邹氏治疗慢性肾炎用丹参、益母草、泽兰为基本方，结合辨证分型，对大量蛋白尿加穿山龙 15~30g，土鳖虫 3~6g，制大黄 3g，桃仁 9g，取得较好疗效。洪氏用当归、丹参、益母草、赤芍治疗 20 例慢性肾炎，完全缓解 13 例，基本缓解 2 例，部分缓解 5 例。邹氏认为顽固性病例常由药物误治，导致体内升降出入功能紊乱而成，若投以活血化瘀的药物，令其气血疏通，泄其湿浊痰瘀，常可使升降出入生理功能得以恢复。

四、祛风胜湿活血法

本法是根据"风能胜湿""疏其血气，令其调达"的理论设立的，是目前关于本病治法的新进展。江苏省中医院内科肾病组用肾炎合剂（雷公藤、鸡血藤、甘草），结合辨证治疗慢性肾炎 50 例，基本缓解 28 例，显效 10 例，好转 9 例，无效 3 例。武汉市第四医院内科肾病组，用雷公藤为主治疗肾炎 84 例，总有效率 71.4%，近期缓解率 39.3%。钟氏用羌活、防风、川芎、川乌、豨莶草、菝葜、淫羊藿、茜草、接骨木、鹿衔草、徐长卿等组成基本方，治疗慢性肾炎取得较好效果。有报道称对慢性肾炎病人用中西医常法治疗无效者，改用祛风活血的中药，往往能使尿蛋白迅速转阴，临床症状及肾功能化验指标均明显好转或至正常范围。南京等地报道了雷公藤及昆明山海棠在实验性肾炎中的有效作用。它有类似激素的疗效，但无激素的副作用，因而易为病人所接受，特别是长期依赖激素，副作用明显的病例加用雷公藤后可逐步下撤激素。有医者体会此药在消蛋白速度上比激素略快。不足之处是复发率较高，对性腺功能有影响，但复发后再用，仍可有效。张氏用雷公藤生药治大量蛋白尿病人，证明雷公藤有明显的降尿蛋白作用，对 25 只兔实验结果发现该药有消退肾小球病变作用。黎氏等用雷公藤根治 152 例肾炎，缓解 50 例，有效 54 例，总有效率为 68.4%。上海报道昆明山海棠消蛋白尿的作用与雷公藤相似，但疗效较低，作用机理可能是降低肾小球滤过膜的通透性，动物实验中初步看到，本品有减轻肾小球病变的程度，加速肾小球炎症消退作用。

五、益气清热活血法

本法适用于肺脾肾俱虚，湿邪郁而化热的慢性肾炎。用此法扶正祛邪，能增加免疫功能，改善全身营养状态。浙江医科大学第一附属医院用中药免疫抑制剂（活血化瘀、清热解毒类）和免疫增强剂（补益类）治疗急慢性肾炎，证明三类药同用，以补为主、以清为辅、以通为用，可作用于肾炎发病中的多个环节，起到调节机体免疫反应，恢复肾脏机能，促进蛋白尿消除的作用。吕氏等用益肾健脾清热活血药组成基本方（黄精、山药、芡实、山茱萸、桑寄生、茯苓、泽泻、石苇、当归、丹参、益母草、陈皮）辨证加减，治疗 60 例慢性肾炎蛋白尿病人，结果基本缓解 22 例，显效 19 例，好转 15 例，仅 3 例无效，1 例死亡。武汉医学院附属二院儿科自制肾炎四味方（细梗胡枝子、黄芪、石苇、黄芩）试治慢性肾炎 31 例，总有效率达 86%。有学者用石苇、益母草、黄芪、丹参为主方随症加减，治疗 49 例难治性肾病综合征，近期疗效可达 100%，远期随访基本痊愈，完全缓解率达 85.7%，复发率为 12.2%。

六、健脾益气运湿法

本法适用于脾失健运或虚不受补的病例。据南京中医药大学附属医院统计慢性肾炎 100 例，以脾虚型为主，达 72%，方用六君子汤加味治疗，疗效较好。王氏用香砂六君丸加减治疗 40 例慢性肾炎属脾气虚型，有效 39 例，无效 1 例。脾虚湿盛者用防己黄芪汤加减，武汉第三人民医院儿科用此方治小儿急性肾炎 166 例，痊愈 128 例，占 77.11%，此外都有不同程度的好转。时氏于健脾时常加行气利湿药，取"气行水行"之意，如用大橘皮汤治疗肾炎脾虚型水肿 14 例，8 例水肿全消（有 3 例高度水肿），3 例减轻，3 例无效。岳氏治脾虚损及脾阳者，用实脾饮以制其水。秦氏拟姜朴合剂（生姜、川朴、半夏、党参、茯苓、猪苓、白术、泽泻、桂枝、甘草），治疗脾阳不足水湿停运者，获效满意。钟氏治脾虚致肿时，擅用苍术，每次用至 30g，实验证明它能保护肾曲管上皮，是一味多能多向作用的药物。

七、温补肾阳利水法

主要适用于阳虚水泛证。陈氏报道，用温肾利水方（附子、仙茅、淫羊藿、茯苓、猪苓、泽泻、木通、车前子、槟榔、黑白丑、陈葫芦瓢），有显著的利尿作用。陈氏等实验提示：温肾利水复方对消蛋白有一定作用，能增加肾小球滤过率和有效肾血流量，对肾组织的修复有一定作用，有提高造模兔存活率的作用，单用温肾方或利水方作用较差。杭州红十字会医院认为温肾益气药有助于增强肾虚病人的卫外御邪功能。钟氏温肾擅用仙茅、淫羊藿、金狗脊、胡芦巴等壮肾阳药，且用量较大，其中仙茅 30~60g，淫羊藿 30g，未见什么副作用，且效果优于滋阴温柔药。同时指出，在慢性肾炎急性发作期，附、桂之类应慎用，以免生燥生热，应选仙茅、淫羊藿、益智仁、枸杞、桑寄生等性味和缓之品，可资临床借鉴。

八、补脾固肾摄精法

张氏认为，尿蛋白属精气范畴。马氏报道自拟消蛋白方（黄芪、玉米须、茯苓、薏苡仁、山药、山茱萸、乌梅），气虚加党参；阳虚加巴戟天、附子、菟丝子、淫羊藿；阴虚加生熟地、女贞子、旱莲草、山药、龟甲，对加快消除蛋白尿，促进肾炎的恢复有较好效果。岳氏拟芡实合剂（芡实、白术、茯苓、山药、菟丝子、金樱子、黄精、百合、杜仲、党参）应用于临床，疗效较为显著。肖氏提出，鉴于收涩固精药能缩小便、止遗溺，当邪盛或水肿明显，或湿热壅盛、瘀血凝滞时宜慎用，以免恋邪。

九、肾阴肾阳并调法

赵氏治疗肾阳虚用《医宗金鉴》肾气丸加味，偏于肾阴虚的用知柏地黄丸加茅根、地丁、金银花、龟甲、阿胶等。也有人拟济阴宣阳汤（熟地、龟甲、白芍、地肤子、党参、麦冬、威灵仙）治阴阳俱虚的病人。叶氏报道，用益阴扶阳法（肾气丸、滋肾通关丸加减）治疗一重症急性肾炎肾衰者，得获痊愈。在激素与中药结合的治疗中，不少学者根据阴阳消长转化的道理，在用激素之初加滋肾阴药，当激素减量时，再加用助肾阳药，均为阴阳并补的具体运用。

十、育阴滋肾渗湿法

肝肾阴虚挟有湿热者，适用于本法。常用方有六味地黄丸、杞菊地黄丸、知柏地黄丸、地黄饮子、大补阴丸、二至丸、建瓴汤等，或用育阴利水之猪苓汤。对于肝阳偏亢者，可选加夏枯草、草决明、牛膝、珍珠母等。据骆氏报告：治疗慢性肾炎，用六味地黄汤加益母草、半边莲各30g，可收到较好的疗效。无锡市第二人民医院用六味地黄丸加猪肾，同时配合西药维生素类，治疗慢性肾炎35例，完全缓解11例，基本缓解21例，部分缓解3例。另有报道用丹芍汤（丹皮、白芍、女贞子、旱莲草、茯苓、泽泻、蝉蜕、蒲公英、生地榆）治疗慢性肾炎而收效的。慢性肾炎水肿表现为阴虚者，治疗颇感棘手，因养阴嫌其滋腻，利水又恐伤阴。本着"无阳则阴无以生，无阴则阳无以化"的理论，采用滋阴中稍加助阳，利水中兼顾阴分，尚为妥当。

十一、培补中气实表法

沈氏用玉屏风散加淫羊藿、维生素E，治疗隐匿性肾炎36例，基本缓解 30 例，无效 6 例，对消除尿中红细胞、蛋白有效率分别为 90.9%、83.9%，随访疗效稳固。陈氏在原来用药的基础上加服玉屏风散，治疗肾炎反复发作 24 例，同时观察免疫指标，认为玉屏风散对提高病人的补体，改善白细胞花环试验 RFC 确有作用。方中黄芪是治疗本病的一味重要药物，有报道用单味黄芪治疗慢性肾炎显效的。肖氏谓：黄芪甘温益气，有除肌表水湿、利水消肿、抗肾炎样作用，有消除蛋白尿，改善肾功能及整个机体的代谢功能，增强机体的免疫功能等多方面效用，从而达到巩固和提高治疗效果的目的。

综上所述，肾炎的中医治疗，在辨证论治的同时，结合西医学对本病发病机制的认识来丰富中医治法内容，如活血化瘀、清热解毒、祛风胜湿等法的运用，在中医传统治法基础上开辟了一条新途径。有选择性地采用西医学的化验指标来选法用药，提高了治疗效果，如中药雷公藤和昆明山海棠的应用，受到了国内外学者的重视，这些都有待于今后进一步探索、研究和提高。

（叶秉仁，周嘉琳，张馥南，胡龙才）

能治浮肿的中草药——糖球草

糖球草乃我县民间土名，查证《江苏省验方草药选编》及《中药大辞典》均归于"山楂"项下，属落叶灌木，蔷薇科，山区农民又称野山楂。《本草图经》称其果实为"棠球子"，与通常处方之"山楂"并非同种植物。我县不少群众都知道它有利尿退肿之功。在清代乾隆年间，与叶天士同代的我县名医姜体乾，就有用它医治水肿的记载。本人在临床上凡遇水肿病人，亦喜用此药，均获不同程度的疗效。20 世纪 60 年代初，营养不良性水肿发病率甚高，我曾治疗重度水肿继发腹水病人 6 例，仅 1 例进服糖球草者存活。

糖球草性味平和，利尿而不伤正，使用观察多年，并无泻下作用。除单方外，亦可加入复方。

病案

某男，71 岁。1975 年 10 月 12 日初诊。

两下肢凹陷性水肿，腹部膨胀，腹围脐平线 78cm，有移动性浊音，胃纳稍差，大便难解。B 超：肝上界第 6 肋间，剑突下 4cm，肋下 0.5cm，上下径 9.5cm，较密微波，有复波及分隔波，脾（＋）。投以利湿健脾之剂。

处方：糖球草 30g，泽泻 12g，白茯苓 12g，焦车前子 12g，大腹皮 12g，炒白术 9g，炒枳壳 9g，广郁金 9g，沉香曲 9g，炒陈皮 6g，服 10 剂。

◎ 二诊：10 月 22 日。小便增，水肿退，腹围减，脐平线 71cm，胃纳略增，惟右胁隐痛，大便通而不畅，舌苔根部较厚，脉弦缓带滑，余湿未化，肝气郁结，久而成瘀，腑气不通，胃气不化。原方去车前，加丹参 12g，酒大黄 9g，服 10 剂。

◎ 三诊：12 月 2 日。大便正常，胁痛消失，食欲增加，精神转好。再进十剂以善后，水肿及腹水 5 年未发。

注： "糖球草"为全草，包括茎叶根，本方所用的都是全草。糖球草书名"棠球"，俗称糖球，棠球子为其果实。

（1986 年 11 月，刊于《江阴卫生》）

自制"银蝉玉豆汤加减" 治疗急性肾炎

银蝉玉豆汤由金银花 12g，蝉衣 6g，玉米须 20g，赤小豆 20g，连翘 12g，浮萍 10g，白茅根 30g，冬瓜皮 12g，车前草 15g 组成。

余应用此方治疗 35 例急性肾炎，水肿平均在 1 周左右开始消退，尿蛋白在 2 周左右减少或消除。35 例中，治愈（3 个月后复查尿检阴性）27 例，明显好转（症状消失，但有少量尿蛋白持续）7 例，无效 1 例。

病案

倪某，男，15 岁。1981 年 9 月 19 日初诊。

2 周前曾发热咽痛，经治疗好转。3 天前突发全身水肿，尿少，恶风，咽部略痛，微咳，痰少，食欲不振，尿检：蛋白（++），红细胞、白细胞少许，颗粒管型（+），诊断为急性肾盂肾炎。

处方：银蝉玉豆汤加桔梗 6g，紫地丁 15g，蒲公英 20g，每日 1 剂。

◎ 二诊：9 月 29 日。小便较畅，眼睑略有水肿，余症均减，尿检：蛋白（+），红细胞少许，管型消失，因咳嗽未止，加杏仁 10g，陈皮 5g。

5 天后尿检转阴，又于院方去浮萍、蝉蜕透风之品，加生黄芪，服 10 剂，3 个月后，曾复查小便 2 次，均正常。

讨论：急性肾炎属中医"风水"范畴，多由外感风邪，邪袭肺卫，或疮痍痒疹，毒气内郁，以致肺气失于宣肃，水道不畅所致，在辨证分型上，虽有风热、风寒、寒湿、湿热之别，但证之临床，毕竟以风为主，兼热者多，方中金银花能清络中风火湿热（《重庆堂随笔》）；蝉蜕善于散风透热，《本草纲目》谓：治皮肤疮病风热，多用蝉蜕；玉米须甘平，长于利尿泄热；赤小豆利水解毒，集此四味，散风清热解毒为主；另以连翘、浮萍，配银蝉散风热；白茅根、冬瓜皮、车前草利水泄热；若遇兼症，又可酌情加减，如咽红痛发热，可加紫花地丁、蒲公英；皮肤疮疡，加土茯苓、地肤子；恶风甚，脉浮紧，苔白者，可加荆芥，甚至麻黄以散风寒；恶心，苔厚腻，便溏者加茯苓、白术、半夏，尿检转阴后可加生黄芪补气健脾以善后。

（胡晓鹿协助整理，刊登于《江苏中医杂志》，1982 年第 6 期）

治疗慢性肾炎经验点滴

一、阳虚风袭，邪祛乃利治本

慢性肾炎水肿，大多属"阴水"范畴，阴水虽以肺、脾、肾三脏虚为本，但也可因外感六淫，出现阴水挟表实之证。"风为百病之长"常兼夹它邪，或自口鼻犯肺，由肺循经入肾；或自太阳之表传里达肾。肺朝百脉，外合皮毛，主一身之气，故五脏所行之气，悉属于肺，肺气闭而不宣，不能通调水道，则五脏所存之液，滞而为水。况肾气本虚，开合不利，膀胱气化失职。一旦狂飙起而水势逆行，则已退之水肿迅兴，实为本病恶化的先声。

治疗慢性肾炎因感受风邪，水肿加重或复发者，着重辛散祛风，淡渗利水，促使风邪与水肿并消。治风首分辨风寒、风热。风寒用苓桂浮萍汤（茯苓、桂枝、浮萍、杏仁、泽泻、甘草）加味；寒重而血压正常者，加麻黄、荆芥、细辛；风热用自拟方银蝉玉豆汤（银花、连翘、浮萍、蝉蜕、玉米须、赤小豆、车前草、白茅根、冬瓜皮）；皮肤疮毒者，加大青叶、板蓝根、紫花地丁、蒲公英等。表解后常用白花蛇舌草、半边莲等清热解毒利湿药搜剔入里之邪。在慢性肾炎过程中，适时把握病机，导以疏风宣肺解表，不仅可开肺升降气机，还可直达肾之病所，祛邪安正，从标治本。

二、健脾补肾，必兼疏理通化

《诸病源候论》云："水病者，由肾脾俱虚故也，肾虚不能宣通水气，脾虚又不能制水，故水气盈溢，渗溢皮肤，流遍四肢，所以遍身肿也。"治疗应注重培补脾肾，健脾常用香砂六君子汤加减，脾阳不振用实脾饮；补肾视阴阳之偏虚，与真武汤、肾气丸、左归丸、六味地黄汤等；脾肾两虚者常两脏并补，或调后天以养先天，或鼓动肾中阳气以温煦太阴。补脾肾每兼疏理肝气健胃运脾；通化水湿热瘀蕴结之邪。脾运水湿赖肝之疏泄，水才得以上下；肝为肾之子，肾脏有病可母病及子；肝失疏泄，亦可影响肾藏精、主水之功能。气行则水行，气滞则水聚，气虚则水停。因此在补脾肾时常配以木香、橘皮、厚朴、大腹皮之类，有补有行，补而不滞。本病虚实夹杂者多，纯虚之证，极少遇到。正虚夹邪，可致病情迁延反复，纯用清利等祛邪，恐消伐正气，纯补又恐恋邪，崇脾肾以图治本，同时配清热、活血、利水（药如黄芩、蛇舌草、益母草、黑白丑等）之通利，则取效较速。

三、阴虚当滋，利水宜护至阴

慢性肾炎时，尿蛋白、红细胞不断从尿中丢失，则水津离析，精津下夺，浊水泛溢。即所谓开阖不利，制水无权，于是阴益伤而肿益甚矣。五脏之阴，不论何脏之虚，穷必及肾。故肾主五液，凡五气所化之液，皆属于肾。水肿虽以阳虚者为多见，实质亦有阴亏的一面。治疗中一味温化易化燥伤阴，西药激素等的应用都易伤阴精，施治中要燮理阴阳，顾护阴液，以保肾之阴津。养阴常以枸杞子、桑椹子、首乌、麦冬等，或以乌梅、山楂、沙参等酸甘化阴；用淡渗为主，如茯苓皮、玉米须、泽泻、荠菜花、车前草、赤小豆、糖球草等，忌用苦寒伤阴。

四、活血解毒，清肾所以益肾

山西省中医研究所创制的益肾汤，组方颇为合理。所谓益肾，非补肾之意，而是用活血化瘀，清热解毒之品以缓肾水而达到益肾目的。"水能病血"，"血能病水"，水聚日久，必然影响气血运行而成瘀。慢性肾炎水肿病机复杂，并发症多，内有水、湿、瘀热，外有感受风、湿、热、毒。对水肿日久不消者，或用激素、免疫抑制剂等药物导致气机紊乱者，或水肿退后，尿常规异常，按虚劳证治无效者，或过敏性紫癜肾炎等症，用益肾汤变通用之，常能收到意外的疗效。

（周嘉琳协助整理，载于《春申医萃》，江阴市中医学会编，1991 年 1 月）

中草药杂谈

一、中药用法有讲究——朱砂

朱砂又称辰砂、丹砂。中成药的旧剂型，有丸、散、膏、丹之分。丸与丹，形同实异，小儿吃的小剂丸散，都可称丹；成人服的丸剂，用朱砂为衣者乃可称丹。朱砂的成分为红色硫化汞。入药宜用于丸散之中，不宜放在汤剂中久煮。《本草用法研究》指出："朱砂若经伏火及一切烹炼，则毒等同砒硇，能杀人。"昔道教徒炼丹服食求长生不老，适促其中毒而死，岂不愚哉？《宋史·列传》记载薛居正"因进丹砂遇毒，方奏事，觉疾作，遽出，至殿门外，饮水升余，堂史掖归中书，已不能言，舆归私第，卒"。

本品为镇定镇痛药。故朱砂安神丸用之治失眠心悸，保赤散中用巴豆霜与朱砂配伍，治小儿停食、停乳、痰盛所致之抽搐。古今方家凡治失眠或睡眠不安者，方中往往加用朱茯神或朱灯心、益元散等以清心安神，用量既少，安神之效，实为疑问。量少虽然毒少，而患有慢性肝、肾病者仍当忌，严格要求，应废弃煎服。

病案

1966 年秋，本县马镇公社张某，男，正值壮年，患纳少形瘦乏力，住入澄江医院病房治疗，处方用香砂六君子汤，服药半小时，出现四肢发麻，欲溲而起床不得。追询用药有无差错？我惊思药性都属王道，不应见此中毒症状，正在思索，忽见药杯中有如黄泥涂污，即察二煎药渣，倾入杯中，也似泥浆之状。乃将处方及余剂携到药铺核查，原来是病人睡眠不好，茯苓改为朱茯神 12g。由于药铺茯神缺货，格斗中仅余朱砂，尽配入方，于是过量中毒。幸发觉早，救治及时，未出意外事故。

二、天花粉妙用

天花粉，即栝楼根，味甘酸，性微寒，具有清热生津作用，谁能想到这一味平平常常的中药，竟有百发百中的引产效果呢？新中国成立以后，江阴、沙洲一带，秘密地流传着"打胎神药"。1963 年，我在华士中心医院工作时，得到此方。方用牙皂、细辛、川芎、山柰、甘松，等份为末，装一薄绸小袋，浸入天花粉鲜汁内一昼夜，纳入阴道深部达子宫口。上药后，发热到 38.5℃以上，除去小药袋胎即自下，施用 47 例，都获成功。继而在澄江医院产科病房验证百余例，也均获全效。总结方义时，下胎作用，都归功于牙皂等辛窜香烈之效，天花粉汁仅起到保护局部黏膜损伤的作用，且引经据典以证实之。张仲景《伤寒论》少阳者用小柴胡汤和解，若渴者，去半夏加栝楼根，是治疗伤津化燥。《温病条辨》沙参麦冬汤用天花粉，是润泽肺胃之津。自汉代至新中国成立前夕，1600 余年来，中医对天花粉功用的认识承古而未创新。后将本方与省中药研究所协作研究，该所采取逐步筛选，减成牙皂、天花粉二味，称"天牙散"，取二药分别制成浸膏干燥成为粉末，混合后装入胶囊，或制成片剂，体积小，上药易，作用快，而那时仍误以为牙皂为主药。其后将天花粉制成注射液，试用于动物，确有堕胎作用，其引产作用得到了全国医药界的公认。某乡医院误将天花粉针剂，肌肉注射于小孩，造成死亡事故。从而可知中药剂型的改变，给药途径不同，功用亦可随之而异。

天花粉，含天花粉蛋白。用以引产已积有大量经验，总结其功效如下。

（1）中期引产，有效率 97.87%，全身及局部反应明显减轻。

（2）天花粉针静脉注射，治疗绒癌和葡萄胎获良好效果，治愈率 88.8%，但是晚期效果差。

（3）宫外孕，天花粉注射后，病人尿妊娠试验在 2~3 天内大多阴转，胚胎死亡后，病情迅速稳定。

《中西医结合杂志》记载了南京妇产科医生黄跃兰的研究报道："天花粉可直接作用于绒毛滋养叶细胞，使之变性坏死，并可提高机体的免疫功能。提示天花粉可作为治疗恶性滋养叶肿瘤的选用药物之一。"

应当注意的是，天花粉为植物蛋白，具有较强的抗原性，可出现过敏反应，故注射前先用0.1mg/0.5ml作皮试，阴性者，才可给予用药。目前，天花粉蛋白已发展到兽用。奶牛"胎衣不下"是养牛业普遍存在的难题之一。产牛由于胎衣不下，轻则可能引发子宫内膜炎和其他生殖系统疾病，影响受胎及产奶量；重则因不孕而被淘汰。中国科学院上海有机化学研究所应用兽用天花粉蛋白胶囊，治疗奶牛"胎衣不下"，临床疗效令人满意。在兽用天花粉蛋白胶囊鉴定会上，我国著名学者、法国科学院中国籍院士汪猷教授，高度评价天花粉蛋白胶囊："这是一项具有国内外科研领先水平、经济效益显著的独创性重大成果"。

三、豆油的医用

烹调用的豆油，作为药用，早已有之。《纲目》记载其"辛甘，热，微毒"，《随息居饮食谱》述其"甘辛，温"，《中药大辞典》载其"驱虫，润肠。治肠道梗阻，大便秘结不通"。而明清及近代名家医案，少见用此。1959年国内杂志介绍用豆油内服，治疗青少年及儿童蛔虫性肠梗阻的方法。二十多年来，循此治法，确有良效。患"蛔虫打结"者，服豆油后，腹痛缓和，1~2天内排出蛔虫。其原理是豆油有滑润作用，既能使扭结成团的蛔虫，逐渐松解，又可滑润肠道，促使蛔虫顺肠道蠕行而从肛门排出。

用法：少年每次服豆油30~60ml，日服2次；年幼者，可适当减少用量，可加藕粉和食糖少许，调煮成糊，便于服用。吾屡试颇验。

1. 蛔虫梗阻案

1960年秋，华士冯某之子四岁，患阵发性腹痛较剧，邀余诊之，腹部有条索样物，余认为是蛔虫梗阻。傍晚服豆油藕粉糊，腹痛阵阵，一夜无动静。次晨转诊至无锡二院求治，在候诊室，患儿欲便，入厕所，解出蛔虫多条，腹痛缓解，未诊即归，继有蛔排出而安。

2. 粪块梗阻案

同里许某，男，37岁，业商。有海洛因癖，原患十二指肠溃疡。1947年春，多吃油煎团子，刺激溃疡部而出血较多，经治血止，纳呆杳不思纳，衰疲日甚一日，海洛因无力吸取，注射吗啡针以挡烟瘾而止腹痛，肠燥益甚，大便久秘，形体枯瘦，腹壁较薄，粪团累累，明显可摸，此际图治，非通便不行。而内服增液汤、五仁汤、更衣丸、脾约麻仁等均无效。至若应用增液承气汤、调胃承气汤或黄龙汤等，而限于当时的医疗水平，尚未吸取胃溃疡出血不忌大黄的新知识，又投鼠忌器不敢轻用。乃每天出诊，静脉注射 20% 葡萄糖液 160ml、维生素 C 0.5g 支持体力，早晚各一次，略有裨益。因思燥屎秘结在下者宜就近而从大便出之，以导下为最安全，先行蜂蜜水灌肠，兼有营养作用，连导 5 天，不见粪出，改用猪胆汁通导，不得已而用肥皂水灌肠，间隔以粥浆、豆腐浆营养灌肠，燥屎根深蒂固毫不松动。细思失败原因，主要由于灌后药液即行排出，难以黏附肠壁。必选一种滑润有余，黏附难脱，排而不尽之物，才能起效。乃用温豆油 300ml，插长导尿管达直肠深部，缓缓注入，8 个小时后，先下粪粒 1 枚，续下 2 枚、4 枚、5 枚，共排出色黑较胡桃还大的粪球 12 枚，其坚如石。次日又有宿便排出，腹痛遂止，可进半流饮食。服沙参麦冬汤加减调理，大便通畅，食欲渐增，而达痊愈。从此胃痛不发，新中国成立后戒绝海洛因，卒年已逾古稀。

蕈类述要

蘑菇入口，鲜嫩异常；香蕈上桌，奇香扑鼻，令人食欲增加，且有营养价值，不愧为素中之荤；平菇则次之。以上三种，现经人工培植，所以市上供应量多，上市时节亦长，从未闻有中毒事故发生，此与野生不同。

1980 年 6 月，我于苏州潭山工人疗养院疗养时，结伴同游"南山"（太湖滨），拾得绯红蕈一株，鲜艳引人，当地人说：此是毒蕈不可食，其言可信。而有色皆毒则非，灵芝紫红，成为血蕈，无毒，具有强壮神经，保护肝脏，止咳平喘化痰等良效。无色即无毒亦非也，查《中华内科杂志》，山东莱阳中心医院报道：急性白帽蕈中毒 39 例，死亡率 32.3%；倘发生霍乱样蕈中毒，死亡率高达 60%~90%。不知白帽蕈与蘑菇形态有何区别？江苏省句容县宝华山生长在杨树上的"天花蕈"，色白伞形，能使麻疹早透，可做药用，形态与白帽蕈又有何区别？曾读清·俞震《古今医案按》医案一则："吴参军煮鲜蘑菰（即蘑菇），多食之，大吐大泻。医谓速宜解毒……连进而病益甚，胸腹大胀，口干气喘，水饮皆不能受，危窘已甚。景岳视之曰：毒有不同岂必黄连、甘、桔乃可解耶？蘑菰一物，必产于深坑枯井，或沉寒极阴之处。甚得阴气最盛，故肥白最嫩也。公中此阴寒之毒，而复解以黄连之寒，病不更增耶？遂用人参、白术、炙草、干姜、附子、茯苓等，一剂而呕少止，再剂而胀少杀；随大加熟地，以兼救其泻亡之阴，前后凡二十余剂，复元如故。"书称中毒是由多食之故，窃以为不然，毒蕈食少中毒轻，多食中毒重，是理所当然。食蕈无毒，食多岂致大吐大泻与霍乱相似哉？吴公之急症，很像误吃白帽蕈所致。蕈的种类繁多，其中有毒者达百余种之多，毒蕈与食蕈很难区别。上海《实用内科学》载：要能够识别毒蕈，凡色彩鲜艳，有疣点、斑点、裂沟、生泡流浆，茎易纵裂以及奇形怪状的野蕈，不能采食。近今药用的猴菇菌，又称猴头菌，能治胃炎及溃疡病，且有抗癌功效，已人工培植。蕈如猴头，不奇形怪状吗？不识者必误以为毒蕈。故辨蕈需有经验，否则易蹈吴公之覆辙。笔者认为只吃人工培植品，一切野蕈悉摒弃，即可避免中毒之险。

粗论三焦

三焦为六腑之一，其名首出于《内经》。由于受历史条件的限制，原文中仅扼要地叙述了三焦的生理功能。而对其形态结构未作详细描述，这对研究三焦，成为中医学术上的一大悬题。

过去，有许多学者对三焦作了深入研究，并力求用西医学知识来揭示三焦的实质。通过长期的努力，取得了一定的成绩。迄今为止，先后有脂膜、胰腺、消化系、神经系、胸膜腔、淋巴系等学说，意见很不统一。深入研究三焦的实质，坚持辩证唯物主义和历史唯物主义观点，客观地评判古人的解剖、生理知识，观察到它们之间的区别，必须坚持"实践第一"的观点，紧密联系临床实践，去粗取精，去伪存真。这样，才能进一步发扬中医学遗产，把中西医有机结合起来，达到古为今用，洋为中用的目的。

一、三焦的形态实质

《素问·六节藏象论》说："脾、胃、大肠、小肠、三焦、膀胱者，仓廪之本，营之居也，名曰器，能化糟粕，转味而入出者也。"这里指出：三焦是和肝、胃、小肠、大肠、膀胱共同完成水谷消化、吸收、输送、排泄的器官。《素问·灵兰秘典论》："三焦者，决渎之官，水道出焉。"进一步说明了三焦的主要功能在于沟通水道。

水谷进入人体，通过大小便两种形式排出体外，这一自然生理现象，古人是观察到了，并在《灵枢·肠胃篇》中，对整个消化道作了比较正确地描绘。同时，他们还发现，肠道与膀胱之间并无直接的通道。那么，肠道中的水分、精微是通过怎样的途径被吸收、转输，最后把无用的水液输入膀胱的呢？《灵枢·营卫生会篇》的篇末，耐人寻味地提出了一个问题，"人饮酒，酒亦入胃，谷未熟而小便独先下，何也？"说明古人对水谷吸收、转输的途径，是相当重视而且是有所研究的。但是，由于受历史条件的限制，这个问题在当时未能完善解决，以后通过不断实践，古人认识到在脏腑之外，另有一个器官。这个器官，一方面具有"若雾露之灌溉""受气取汁"，即具有吸收消化道中的营养精微与水分，并把它们输送到周身的作用；另一方面又有"泌别清浊""渗入膀胱""水道出焉"，即把无用的废物与多余的水分的排出外体的功能，并把具有上述功能的器官定名为"三焦"。这样，古人对消化、吸收、输送、排泄的整个生理代谢过程，在原有基础上又有了发展。可以设想，《内经》对三焦的形态结构未作详细的论述，并非因疏忽而遗漏，而是受当时的历史条件所限制。

毛主席教导我们："我们的实践证明：感觉到了的东西，我们不能立刻理解它。只有理解了的东西才能更深刻地感觉它。感觉只解决现象问题，理论才解决本质问题。"随着科学技术的高度发展，古人所不能解决的人体奥妙，大部分为西医学所揭开。关于营养的吸收、输送问题，我们已知：食物的养分是从消化道透入黏膜而进入淋巴系统与血液循环的，并依赖它们输送到人体各个组织之中。人体一切生理活动所需要的各种能量物质，都由它们所提供，并在递送、输布营养精微的同时，带走了各种组织在代谢中产生的废物。最后，通过肾小球、肾小管的滤过作用，把废物与多余的水分变成尿液排出体外。淋巴系统是循环系统的辅助器官，发源于身体各部而引导组织液归返血液。淋巴所含的水液约有95%，它的主要功能之一是沟通全身水液，好像都市的排污系统。因此，我们初步认为《内经》中所说三焦，大体上与现代学说中的淋巴系统的功能颇相近似。应该指出：淋巴系统的生理活动也与其他脏器一样不可能是孤立的，当然与其他脏器特别是循环系统有着相互协调的密切联系。为了说明问题，有必要从形态、生理、病理以及临床上作进一步的探讨。

（一）从形态上看

《灵枢·营卫生会篇》说"上焦出于胃上口，并咽以下，贯膈而布胸中""中焦亦并胃中，出上焦之后""下焦者，别回肠……注于膀胱，而渗入焉"，在《难经》中亦有类似的记载，以后历代医家大都致力于三焦功能的研究。对三焦的形态结构很少提到，所提到的也都是人体脏腑部分的划分，如膈以上为上焦，脐以下为下焦，膈下主脐腹为中焦，仅在分界线上各书稍有异同而已。其中，《中藏经》提出三焦是"玉海""水道"，这在中医学史上，对三焦形态的认识有了新的发现。从以上简短的记载，可见古人所认识的三焦形态结构的雏形是贯穿胸腹，经过脏腑，沟通全身上下，如渠道纵横，流注着洁净的水液，并有乳白如玉的液体汇集在一定的区域。它与西医学所指淋巴系统于胸腹腔中有较大的淋巴管分布，大体类似。人体中贮存乳白色液体的，除乳糜池外找不到其他类似的组织。因此，我们认为"玉海"可能是乳糜池；"水道"可能是胸导管，主于毛细淋巴管和组织间隙，都是水道的范畴，古人限于条件，在解剖生理方面的认识，只可能用肉眼观察，极细微的组织器官，是不可能发现的。

《灵枢·本输篇》："三焦……是孤之府也，是六府之所与合者。""孤府"即在脏腑之处，"与合"是互相联属的意思，即在脏腑之处，又与脏腑互相联属，正好说明了淋巴组织广泛地分布于整个消化道管壁的解剖关系。张介宾说"十二脏之中，惟三焦独大"。西医学除循环系统外，惟淋巴系统最大的说法，也是相符的。

（二）从生理上看

《难经·三十八难》："所以腑有六者，谓三焦也……主持诸气。"气是功能，是动力。"诸气"包括脏腑之气，营卫之气。"主持诸气"即脏腑的功能活动，都要依靠三焦来协助推动。《难经·三十一难》："三焦者，水谷之道路，气之所终始也。""水谷之道路"，具体地说明了"三焦"，既是管道水液代谢的器官，又是人体输布营养的补给线；"气之所终始也"，更进一步阐明了"三焦"是自始至终参与着人体能量的产生和代谢排泄的全过程。《中藏经》："三焦者……总领五脏六腑，营卫经络，内外左右之气也。"总结了上述三焦的功能，并把它扩充到整个人体，使我们对三焦的概念更为清楚，更容易理解《内经》"上焦如雾""中焦如沤""下焦如渎"的含义。

三焦是一个整体，而古人何以有上、中、下之分？我们认为这正是由于三焦分布于整个人体，在生理上又与各脏器都有密切的联系，并在不同分布部位有三种不同形式的功能而划分为上中下三焦的。《内经》"上焦如雾""中焦如沤""下焦如渎"之说，就是描绘水液在人体中不同部位的不同状态及其不同形式的功能。

"上焦"的功能活动似是三焦与心肺分工合作的总结——接受来自中下焦的水谷精微（营卫之气）协同心肺开发输布，如雾如露，灌溉脏腑，充养全身，于是水津四布，水道通调，推动整体功能活动。《内经》"上焦开发，宣五谷味，薰肤、充身、泽毛、若雾露之灌溉，是谓气"就是对这种功能的高度概括。

"中焦"的功能活动似是三焦与脾胃分工的总和——辅助脾胃腐熟水谷，吸收传输精微。故《灵枢·营卫生会》说："中焦亦并胃中……此所受气者，泌糟粕，蒸津液，化其精微上注于肺脉，乃化而为血……""中焦如沤"正是描绘水谷在中焦腐熟吸收的状况。

《灵枢·营卫生会》："下焦者，别回肠，注入膀胱而渗入焉，故水谷者，常并居于胃中，成糟粕而俱下于大肠而成下焦，渗而俱下，济泌别汁，循下焦而渗入膀胱焉。"其中"别回肠""成糟粕而俱下于大肠""渗入膀胱"，很明显"下焦"的功能活动似指大肠、肾、膀胱等与三焦分工协作的表现，《灵枢·本藏篇》"肾合三焦膀胱"是对"下焦如渎"的最好注解。

《医学入门》说："心肺若无上焦，何以宗主营卫，脾胃若无中焦，何以熟腐水谷，肝肾若无下焦，何以流决津液。"充分论证了三焦有实质的功能，是一个单独的器官，并与各脏器有内在的联系。

此外，在生理上，三焦与营卫气血也有密切的联系。《灵枢·五味篇》："谷始入于胃，其精微者，先出于胃之两焦，以溉五脏，别出两营行卫之道。"在古人的认识中，水谷入胃，经过中焦之熟腐，其中营养精微，可分为两大类：一类是"以养生身""化而为血"的称为"营气"，另一类是温养皮肤肌肉，固表和抗御外邪的称为"卫气"。而营气能进入脉中，卫气则行于脉外。这种朴素的认识正与西医学淋巴系统与循环系统的关系相符合。《灵枢·营卫生会篇》："滑者为营，浊者为卫，营在脉中，卫在脉外，营周不休，五十度而复大会。阴阳相贯，如环无端。"这里充分反映出动、静、淋三者，在体内循环的概貌———血液与组织间的交通运输，毛细动脉血管的渗透，组织液的吸收回流。而这种生理现象与中医学中的"津血同源"学说，也是基本一致的。《金匮要略》："腠者，三焦通会元真之处，为血气所注。"今人对营卫的研讨认为营卫不可截然分开，并提出"营中有卫，卫中有营"的见解，进一步说明了淋巴与血液是互相沟通的内在联系。

《内经》说："卫气者，所以温分肉，充皮肤，肥腠理，司开阖者也。"《难经·六十六难》注："中焦受水谷精悍之气，化为营卫。"《内经》："卫气出于下焦。"《东垣十书》："上中下三焦通为一气，卫于身也为外护。"所以中医在临床传统上对卫气的概念，可以概括为机能的产生和储备（包括脂肪和糖的相互转化），防御外邪，捍卫机体，而这种功能主要是出于下焦（卫气出上、出中、出下，诸书说法不一，我们认为应以出于中焦较为正确）。研究三焦与卫气的关系，是探索三焦实质的重要一环，试用现代学说引证如下。

西医学称淋巴器官是营养物质的补给线。其原因有二：（1）毛细动脉血管渗透出来的蛋白质，要靠淋巴毛细管吸收回流入体循环。（2）脂肪类物质的消化产物大部分由密集分布于小肠内壁黏膜面的乳糜管吸收转输进入体循环。而"脂肪的生热量很高，为体内热量储存最紧凑的形式，皮下脂肪又可以防止体温的失散"。这点完全符合于卫气的主要功能"温分肉，肥腠理"。

淋巴结是机体防御机制之一。淋巴液里的淋巴球是白细胞的一种。淋巴结的内部，有网状的内皮组织，能产生巨噬细胞，淋巴结还有制造淋巴球和产生抗体并具有过滤作用，好比保卫身体的前哨。当淋巴液通过淋巴结时，其中细菌异物之类，被淋巴组织所截留，并被吞噬细胞所吞噬。淋巴结分布部位在上有颈、肺门、腋窝等处，在中有肠系膜，在下有腹股沟。共计分布在人体上下内外有 8 个淋巴结群，而肝脏是人体中巨大的淋巴器官，凡此护卫机体抗御外邪的作用，似与卫气的作用基本一致。

综上所述，三焦在生理上及其与卫气营血的关系上，都足以说明与西医学的淋巴系统很相近。

当然，我们决不能有所误解，以为两千年前的古人对人体这种复杂的生理现象，已能洞悉无遗，反之也不能断之为理论上的偶合。其中不能丝丝入扣的地方还必然存在：如三焦的生理功能在某些场合，取代了循环系统的部分功能——学习西医学得知蛋白质是生长、修复细胞和制造血液的主要原料，而蛋白质的消化产物是由毛细血管直接吸收进入人体循环的。而中医则笼统地称"营气出于中焦"。凡此，从西医学观点来看，某些错误的存在是不可否认的。由于我们的科学水平有限，中医学中有些理论，目前尚不没有令人满意的解释，还有赖于大家共同努力，"在实践中，不断地开辟认识真理的道路"。

（三）从病理上看

《灵枢·邪气脏腑病形》："三焦病者腹气满，小腹尤坚不得小便窘急溢则水，留即为胀。"《灵枢·五癃津液别》："三焦不泻，津液不化，水谷并行肠胃之中，别于回肠，留于三焦不得渗膀胱，则下焦胀，水溢则为水胀。"上述的三焦病候为决渎失职而有水肿表现的一类疾病。

《海藏》："上焦如雾，雾不散则为喘满……；中焦如沤，沤不利则留饮不散，久为中满……；下焦如渎，渎不利则为肿满……"这是水饮内停，在上中下三焦所产生的不同病候。

以上可见《内经》所记载的三焦之病理，多表现水液代谢之障碍，全身性或局部性水肿，无论三焦本病或受其他脏器病变的影响，在形成水肿的机理上，三焦是一个重要环节。

西医学确认：人体的水肿，可由多种原因所引起。但不论何种原因所致的水肿，"淋巴流入、流出、滞留和生成的变化，总是在一定程度上与水肿联系着的"。水肿发生的基础是"组织液或淋巴的流入和流出所起变化的综合"。因此西医学水肿的病理变化在理论上与中医学是基本一致的。

又如尿浊，西医学称作乳糜尿，可由多种原因所引起。其病理是乳糜池梗阻乳糜液漏出。其证候主要表现小便浑浊如膏如脂。中医认为本病在于湿阻三焦，宣泄失利，或下焦虚寒而导致清浊不分，这与西医学淋巴系统某些部分的功能障碍的病理现象，极为相似。

二、三焦的临床意义

在三焦实质的探讨中，似乎同时揭示了某些疾病的本质，为我们进一步研究中医学，正确地认识三焦，在临床上运用中西医两法来诊断疾病、治疗疾病，在理论上都有所启发。

（一）在温病方面

温病学说运用卫气营血结合三焦辨证法则，在指导临床实践中有很重要的意义。探其理论渊源，使我们更深刻地认识到这种温病的辨证法则，绝不是脏腑部位的机械划分和卫气营血四个证候类型的单纯归纳，而是以卫气营血与三焦，在生理上有机的联系为基础，以其发病时的病理变化所产生的临床证候为依据的。当温邪传变所及卫气营血时，三焦所联络的脏腑就会相应地出现不同的病理改变，反映出不同的证候。

温病传变规律，先见卫分表证，说明了"卫气"具有捍卫机体的作用。同时很明显突出了卫气是站在抗拒外邪的第一线，对疾病的转归起决定作用。当病邪入侵，卫气必然首先奋起抗拒，若战而胜之则可一汗而解。这种机制与西医学免疫学中产生抗体的淋巴系统在消灭治病因子上有重要地位是相符的。至于"气分证"是卫分证的继续发展，正邪双方势均力敌，斗争激烈的表现，所以我们认为卫分证与气分证是"卫气"与病邪斗争的两个阶段。西医学认为抗体产生于淋巴结，进入血浆，因此血浆具有滋养组织和抗菌、抗病毒作用。而这种血浆的作用与上述中医学营卫之气出于三焦，营中有卫，卫中有营的机理基本一致。

在卫气与病邪剧烈搏斗中，势必消耗大量的津液（营养物质），此时如果邪气占优势而卫气的抗病能力不能相应提高，营阴受灼，就会表现出舌绛、神烦、斑疹等"营分"症状。如果阴液受劫，进而耗血动血，就会由营入血，出现"血分证"。前人认为营分与血分在病理上仅是程度轻重的不同。我们认为由营入血其机理实质是在于阴液被劫，而导致"耗血动血"。从西医学的病理来看，体液大量地消耗，影响电解质紊乱，会导致血管渗透压的改变，进入人体的大量毒素刺激使血管壁受到损害，可引起出血现象，发生凝血及血容量的改变，影响重要器官而危及生命。当然，与致病因子的特异性有关。

"唯物辩证法认为外因是变化的条件，内因是变化的根据，外因通过内因而起作用。"温病由气入营，进而陷入血分的病理过程，中医学在正邪的辨证关系上，始终强调以扶正为主，即温病"以存阴为要""阴充而火自降"。叶香岩说："救阴不在血，而在津与汗。"明确地阐明了温病的治疗原则，重要救阴，而救阴须用生津充液之药，示人要随时随地顾护津液，以保持三焦输布津液通调水道的功能，究其实质也就是纠正三焦水液的平衡，有利于"津血"互济的调整。这种改善整体机能的措施，对抗病能力的提高，疾病的转归有一定的临床意义。

痰、湿、水、饮都是津液在病理变化中不同形式的产物，而三焦为沟通津液通调水道的器官，因此三焦水液代谢之障碍，就会发生痰、湿、水、饮诸证。这种机理在温热病中亦不例外。温习温病学，凡称"邪留三焦"的证候，实质上都是温邪夹湿。湿热交蒸的证候，而这类病症的治疗，前人常根据"三焦为行气化水之道路"，"表里之气莫不由三焦升降出入，而水道由三焦而行"的理论为指导，运用清理三焦湿热，升上宣中导下的方法以"分消上下之势"。由此可以体会在温病的过程中，三焦水道宣泄失常的病理变化，其临床症状就会反映出"湿"的表现。

上述温病"邪恋三焦"的症状，就其临床症状看，主要是湿的表现：就其病机而言是湿遏热伏，而湿的产生，是由于三焦的宣泄失常，其病变重心在于中焦。中医学把这一类邪留三焦，湿热交蒸的证候，大都列于"湿温""伏暑"范畴。从西医学来认识，中医称为"湿温""伏暑"的，相当于西医的"伤寒""副伤寒"，西医病理学指出：伤寒杆菌进入消化道，即浸入淋巴组织（小肠淋巴结及孤立淋巴滤泡）内生长繁殖，其后经过淋巴管而入胸导管，进入血流而成菌血症，而引起反射性的全身脏器病变。肠部病变，从回肠下段的集合淋巴结及孤立淋巴结最为明显，肠系膜淋巴结也被波及，在病程中形成"伤寒小结"，表现为充血、水肿、肿大、坏死。由此可见，有关伤寒的病理变化，中西医之间在理论上是基本一致的，如果联系三焦近似淋巴系统的观点来看，似更觉其贴切入微了。

（二）在杂病方面

《内经》曰："三焦为上中下水谷之道路，其病宜通利二便。"因此中医在临床上无论何种原因所引起的水肿，都以疏决三焦为理论指导，用通利二便的方法，在具体应用中根据不同情况或为主方，或为辅佐。

1. 急性肾炎（中医学称为"风水"）

中医习用发汗利尿的方法，实质上即是开发上焦，疏利下焦，能收到较满意的效果。该病在水肿明显时，西医也常配合使用利尿剂，对改善体征有一定的帮助。

2. 肺源性心脏病

西医学的肺源性心脏病，多由慢性支气管炎发展而来，心功能不全的结果，使循环障碍，以致组织液、淋巴循环发生变化，而出现水肿。《素问·咳论》："久咳不已，则三焦受之，三焦咳状，咳而腹满，不欲食饮，此皆聚于胃，关于肺，使人多涕唾而面浮肿气逆也。"用西医学观点来认识，久咳不已，可影响心肺功能而致肺源性心脏病，肺源性心脏病的主要症状，除咳嗽、气逆、多涕唾不欲饮食外，尚必具腹满、面浮肿等水肿表现。而水肿的形成，正是"久咳不已"，肺失肃降，心阳不宣，影响了三焦运化水液的功能。故中医对本病的治疗，用温阳利水的方法。水肿的迅速消退，有利于循环的改善，心阳之重振。

3. 肝硬化腹水

肝硬化腹水的形成与门静脉压力增高、血浆胶体渗透压降低、激素与电解质和水代谢的紊乱以及淋巴流量明显增多有关。中医学称此病为"鼓胀"，其病理是肝病传脾，脾胃受克，脾的运化功能失常，以致水湿壅阻三焦，"溢则水留为胀"。《张聿青医案》肿胀门中有医案一则云："瘕块久而散漫，大腹胀大如鼓，二便不利，脉滞苔白，此脾虚而湿热壅滞三焦，鼓胀重症。"此即阐明了鼓胀的病理变化。对于腹水的治疗，中医常适当地采用"逐水"药物，而逐水则是疏通三焦的主要方法之一。临床实践证明：随着腹水的消退，可使病人食欲增加，有助于正气的恢复，可进一步改善肝细胞功能，具有一定意义。

4. 胸腔积液

西医学认为，渗出性胸膜炎之胸腔积液，是由于炎症使血液循环障碍、血浆和白细胞渗出。中医把本病归入"悬饮"范畴，其病之生，乃是湿热壅阻上焦，上焦气化失宣，积液留蓄于胸胁。对本病的治疗，主要采用控涎丹（或十枣汤）攻饮逐水，疏通三焦。关于控涎丹的药理作用，王晋三分析最详，他说："控，引也；涎，读作羨，涎涎也，水流貌，引三焦之水，涎涎流出于水道也。"说明中医用攻逐水饮，疏畅三焦的方法治疗胸腔积液，是有理论依据的，而这种理论，正是来源于三焦实质的研究，来源于对三焦的正确认识。

三、讨论与小结

三焦的实体究为人体何种器官？自古迄今，未有定论，仍然是中医学中存在的一个研究课题。我们学习了前辈各家学说和古代典籍有关三焦的论述，从其形态、生理、病理的特点以及临床等方面与西医学逐一对照分析，初步认为三焦的实质，近似淋巴系统。

本文着重探讨了《内经》所论三焦的实质，并力图使之与西医学知识相贯通，关于历代各家对三焦的研究，虽然一般多本于《内经》，但由于理解不同，各抒己见，观点分歧，认识难获一致，其原意大多与《内经》相违。

然而某些学者的三焦学说却能把三焦与临床医学密切联系起来，赋予三焦学说以新的生命，这不能不承认是一个新的发展。《温病条辨》就是一个最突出的例子。因此，本篇在探讨《内经》所论三焦的实质的同时，也介绍了三焦学说在温病学方面的发展。

人是一个有机的整体，它的机能活动，是各个脏器组织分工合作的总和。每个脏器，既是相互依存、相互联系，而又各有其特殊的功能。淋巴系统在人体的生理功能，主要是沟通水液，输养排废。因此，淋巴系统的病理改变，主要表现在水液代谢的障碍和营卫气血的失常。

文中谈到，由于人体是一个有机整体，各种脏腑组织互相联系，紧密配合。动、静、淋三者，在人体水液代谢的整个过程中，更是缺一不可。因此，《内经》所论三焦除与西医学的淋巴系统相近似以外，尚包涵着一部分循环系统等的功能。

本文所述只是一些粗浅的认识，目的是试图为揭开"三焦"之谜，提供一些研究线索。但由于我们水平有限，文中定有不妥之处，而且对有些问题，还未能得到满意解决，故希望同志们予以批评指正。

（叶秉仁，陈嘉炼）

江阴华士姜氏九世名医谱

华士，是江阴县（现江阴市）城东五十里的一个小镇。"龙砂两山屏障于后，泰清一水襟带于前，其山川之秀，代产名医。"其中姜氏，就是在清代享有盛名的医学世家。柳宝诒说过："吾邑多名医，而华士姜氏为尤著。"

姜氏原籍浙江绍兴，明末始迁居华士。

一世姜斌，字玉田，生于明天启四年（1624），卒于清康熙十八年（1679），原治儒学，及暇则涉猎医书。对本草尤为究心，曾订正相传之误多处，开姜氏医学之端。

二世姜礼，字天叙，生于清顺治十一年（1654），卒于雍正三年（1725）。专究医术，于内伤杂病调治尤为擅长，曾著《风痨臌膈四大证治全书》一书，对风、痨、臌、膈四大顽疾的辨证论治作了详尽阐述。其治中风，推缪希雍虚风暗动之说，每取甘寒凉润、清热化痰之法；其治虚劳，则多遵葛可久、绮石先生滋肾填精、补脾益肺之法。总之，博采金元明诸大家之长而融以心得。该书自新中国成立后由江苏省中医学校承淡安校长供稿付梓后，颇受医界欢迎。天叙尝著有《仁寿镜》《本草搜根》《春晖堂医案》等，惜均亡佚不见。

三世姜宗岳与姜宗鲁，继承家学，以医名世。宗岳笃信仲景学说，曾谓"大凡伤寒之来，始太阳而终厥阴，在一经则有一经之证，有一经之证必有一经之脉以符合之。虽其错综变化，自不可执，要不外乎同中察异，所谓有者求之，无者求之是也。故有时上病不必治上，下病不必治下，从乎中治；有时上病而反治下，下病而反治上，运用存乎一心，夫岂头痛医头、脚痛医脚哉？"曾治一妇人恶寒壮热，身重头痛，上则时欲饮水，水入即吐；下则腹痛泄泻，小水全无，且嗳气频加。宗岳断为太阳表证未解，津液凝聚胸中，以小青龙汤加减立效。宗岳曾著《论诊治验》，宗鲁曾著《龙砂医案》，惜散佚不全。

四世姜健，讳人龙，字体乾，号恒斋、行一。他"精医理，直造仲景之室，按症施方，恒治人所不能治"。他曾寓居苏州，时叶天士医名正盛，求诊者众，亦每有弃之不治者，体乾诊之，多有良效。据《痢疾明辨》记载，苏城有一蒋姓老妪，体质极虚，夏初患滞下，腹痛后重，胸膈不宽而恶心，叶氏以为不足之证，用人参、人乳反剧。体乾据其脉弦大带数，腹痛后重，肛门如烙，口干气急，投黄芩汤加山栀、黄连、厚朴、枳壳等而愈。体乾尝喜用草药。某府宪之母多服温补，气壅成肿，延诸名医诊视不效，体乾至，嘱服一味糖球草而愈。体乾讲究医德，《姜氏宗谱》说他"性高洁，落落克寡合，大人先生踵门就诊者，或以银锭为公寿，亦置之不顾，一如诊贫病者"。又据说叶天士当年赞赏体乾的医术，曾专程去华士邀请体乾赴苏城共事，体乾则谓"余居穷乡，贫病者多"而谢绝之。体乾之医风可见一斑。其所著《痢疾明辨》一书，尚未付梓；《本草名义辨误》一书，已佚。

五世、六世。五世姜大镛，字鸿如，一字梦桥，生于乾隆五年（1740），卒于嘉庆十九年（1814）。他承其父体乾之学，一以《内经》《金匮》《伤寒》为宗，旁取刘河间、李东垣、朱丹溪、薛立斋诸家。治病有奇效，凡"有求医者，投剂立愈，名遂噪大江南北"。从其现存医案所见，其理法严谨，不失古风，如以桂枝、干姜、细辛、五味子、白芥子、川黄连治痰饮，以玉女煎加人参、佩兰治脾瘅，以补中益气汤治血后肿胀等。大镛有子三：长子学海、次子起渭、幼子星源，为诸生，并以医世其业。其中起渭较甚，"每为人治病必再三审察而后定方，遇疑难者恒寻思达旦"。

七世姜树芳，讳之檀，生于嘉庚十二年（1807），卒于咸丰六年（1856）。因仕途不利而志于祖业，"十数年间医名鹊起，当道延致无虚日，求诊者户外履恒满"。尝谓："医之理畅发于古人，而古人所论之病，有为今时所不见者，即有今人所患之病，而为古人所未论及者，因其时而会其通，自非融贯乎轩岐、仲景之理奥，其焉能应今病之万变而无穷乎？"其医学思想是值得称道的。

八世姜蔼堂，"性好施，能急人之急，为人治病，辄着手成春，贫者兼赠以成药，数十年如一日。"

九世姜泳仙，亦以医名幪乡里。

华士姜氏家传医学历九世，长达二百余年。其共同特点：在医术上，强调《内经》《伤寒论》《金匮要略》等经典著作的学习，善于吸取前人的医学经验，不断提高自己的学术水平。在医德上，怀着"以医救人"的宗旨，治病无分贵贱。这也是姜氏"以医起家，以医名世"的主要原因。

附注：

（1）文中引义未注出处者均见《姜氏宗谱》。

（2）糖球草，即苞蔷薇根，能利尿活血，民间用治脚气病、水肿及闭经等。

（叶秉仁，郑湘荣，黄煌，文章刊于《江苏中医杂志》1984 年第 5 期39~40 页）

前医不忘，后学之师
——纪念已故名医曹颖甫先生

曹先生，秉曾振业半载，受其雨露之溉，后能粗通古文，即基于此，可惜为时太短，未能深造为憾耳！

先生讳家达，子颖甫，笔名拙巢，我市澄江镇司马街人，生于清同治七年（1868）农历正月二十八日，"民国"二十六年（1937）农历十一月初五日，日寇侵华，江阴沦陷之次日，死在鬼子刺刀之下，享寿70岁。

颖甫先生举壬寅科（1902）孝廉公，工诗文，善画梅，精通岐黄、仲景之学，著有《金匮发微》《伤寒发微》《经方实验录》三书，发行全国各地。这三部医书深入浅出、辨证详细，后学伤寒者无不为之倾倒，其处方立法亦以经方派称道社会，除医籍外，曹先生又著有古文、骈文。《气听斋诗集》《气听斋词集》《梅花集》，其中《梅花集》已梓行。1943年陶社搜辑曹氏遗书，仅得骈文7篇，收入《陶社丛编甲集》，题名为《气听斋骈文拾零》。据曹氏后裔所述《气听斋诗钞》10余本，有单行手抄本留于吾邑，研究诗词学者，应及时发掘，免致湮没。中年时迁居上海，与孟河旅沪名医丁甘仁先交相善。丁氏名噪上海，医业兴隆，集资在上海西门内举办中医专门学校。楼上作教室，楼下办广益善堂施医局，教师轮派到施医局看门诊。学生随老师学习，乃是一个教学、治疗、实习的良好基地。先生被聘为专职老师，兼施医局诊疗任务，他把培育中医下一代作为己任，王一仁、秦伯未、程门雪、丁济万、章次公等名医，均毕业于中医专门学校而盛名于世。任教20余年，可谓桃李满天下。生活以工资自给，品德清高，生活俭朴，作风正派，从不拉拢和欺骗病人，图谋积财以肥己，教学严谨，为诸学生所称颂。

呜呼！"八一三"事变，富家趋沪避难。曹老寓上海西门内江阴街耻于乞荫租界，迁回江阴，一代名医，两袖清风。是年春，值古稀诞辰，家宴祝嘏，欣慰莱衣承欢，孰知青松不永，不暮年而尽忠国难。曹老受恩清廷，一生不剪辫子，高年发少，有"曹小辫子"的雅号。

先生以经方鸣世，六经辨证施治，肇始于汉代张仲景，仲景称医圣，中外所共仰。学医者，若不从仲景之书入手，便为无根之木，无源之水，先生有鉴于斯，故将仲景书发其微而纂述之，以利于后之继承者。曾经自染时疫"霍乱"，肢厥、脉沉，不肯乞救于西医补液，而曰：仲景之法可救我。嘱开白通汤加猪胆汁，重用附子而获痊愈。

先生殉难五十周年，正当党中央大力号召振兴中医的高潮期，观其临危不惧，以拐肢拼刺刀，捍卫中华民族的气节，献尽鲜血来博取中医界稀有的光辉！现在党政领导建立遗像于我江阴市中医院前庭，豪气贯星辰，铁骨垂千秋，凡我医务界同志们，当以此为楷模！

秉仁曾授业半载，至今回想，音容宛在，能不委然！

老年的摄生

众所周知，人之一生，从生长、发育、成熟，转向衰老而死亡，是生物界的一种自然规律。生命对于每个人只有一次，所以天下最宝贵的就是生命。但是，寿长寿短，因人而异，所谓一岁死至一百岁，差距甚大。历史上的秦始皇，统一中原，建筑长城，以防匈奴入侵，没收天下铜铁，焚书坑儒，以防武士和秀才造反，建造阿房宫，穷奢极欲，凡天下之事，只要想到，无不做到。然而他一心一意，迫切要求，长生不老，永享帝王之福的愿望，却成了泡影。五十一岁就患急症而死于出巡之道，可见即使掌握了国家最高权威，死到临头，也无法与寿限去争夺时日。人们的寿命真的无法延长吗？不，若得法，是可以适当延长的。秦始皇不懂得养生之道，只相信神仙，派徐福出海去求长生不老仙丹，而自己的生活方式，则与养生之道背道而驰，宜其不寿。当今时代与秦始皇时期完全不同，科学发达，医术高明，社会主义的制度优越，老年人有离休退休的规定，治病有医疗保险等保障。我国平均寿命已经超过秦始皇一大段。

中国最早一部医书《黄帝内经》，成书于 2000 年前，书中有"摄生篇"专论养生之道，并讲：上古之人，年皆度百岁而动作不衰者，以德全不危也。上古约五千到一万年以前，活到百岁的人很普遍，并且虽老而不衰，还能做适当的劳动，所以然者，讲美德，讲摄生之道，人的思想好，社会的风气好，有以致之。那时的卫生条件、科学知识、医疗技术水平，与今相比，相差有天壤之别。故现今要求享百岁高龄，应当说不是缘木求鱼的空想。

日月不能倒流，年老无法还童，只有延长自己的寿命，才能看到许多科学的新发明，看到祖国日益兴旺强盛，看到自己的生活条件逐年改善，甚至更能为国家建设发余光。因此，摄生之道、卫生保健知识，老年人尤当重视。

读读"天年"与"平均寿命"的不同含义：天年，即正常的生理寿命。天年人各不同。平均寿命，是一个国家或各地区人口寿命的平均值。1982 年全国人口普查资料表明：我国人口平均预期寿命，已由新中国成立前的 35 岁，延长到 68 岁。但并不是说，某人活到 68 岁死亡，就意味着他已尽终其天年。譬如本人今年 78 岁，已多活平均寿命 10 年，而患有高血压病，如其突然发生中风而死亡，可以说"寿终正寝"是天年已尽；如其走马路，给车辆撞死，上楼梯一脚跌死，这是死于非命，没有尽终其天年。由此而知，"天年"与平均寿命的含义，是完全不同的。据报道：17 世纪人类的平均寿命，只有 20 岁，18 世纪人类平均寿命是 30 岁，随着时代的前进，科学的发展，平均寿命也有提高的趋势。预料到未来，将有部分地区和国家，人口的平均寿命接近或达 100 岁。正符合《内经》说的"形与神俱，而尽终其天年，度百岁乃去"的寿命标准。

人类能不能活到一百岁？

法国著名的生理学家佛劳伦斯通过动物的长期研究，认为人的生理寿命应该是 110~150 岁。美国华盛顿大学医学院生物化学系主任高尔德坦博士说人类有指望普遍活到 150 岁。我们不妨共同来看一看国内外超越百龄高寿的例子吧！

苏联的阿塞拜疆共和国和格鲁吉亚共和国、南美洲厄瓜多尔的维尔卡邦巴，被誉为世界上的三大长寿地区。在阿塞拜疆，每十万人中百岁以上的寿星有 84 人。在格罗吉亚，每十万人中百岁以上的寿星有 67 人。位于海拔一千三百米高原的维尔卡邦巴，120 岁以上的老人相当多，其中最长寿的是142 岁的"候赛·达贝特"。

就世界史材料的记载：匈牙利有个叫约翰罗文的人，活到了 172 岁，他的妻子约翰沙拉活了 164 岁，这对长寿夫妻一起度过了 147 个春秋。1795 年日本有个名叫万部的农民，应宰相的召见，全家去东京，其时，他 194 岁，妻子 173 岁，儿子 153 岁，孙子 105 岁，这些都如同神话一般。

1984 年 6 月 30 日《解放日报》刊载，日本一位名叫泉茂千代的老寿星，29 日在家里和亲友一起欢庆第 119 个生日。据其外甥媳妇讲：泉茂千代身体很健康，通常早晨 5:30~6:00 起床，吃完简易的早餐后便去花园里散步。

1984 年 7 月 12 日《解放日报》载，保加利亚的斯莫梁州已成为新的世界寿星之乡，目前每十万居民中，平均有百岁以上的老年人 53 人，比世界闻名的长寿之乡苏联的高加索地区还多 4 人。有位医生对该洲进行了 20 年的研究报道，该洲的百岁以上老人们都生活在山区，长年过着"累了就休息，饿了就吃饭"的田园生活，从未遭受过精神上的创伤。

1982 年，我国第二次人口普查中发现广西河地地区 10 个县，县县出寿星，百岁以上老年人有 82 位，其中年龄在 100~110 的有 75 人，110~120 的有 4 人，121 以上的 3 人。按性别分，男寿星 34 人，女寿星 48 人。

1984 年 10 月 15 日《无锡日报》报道：无锡市郊区广益乡卫巷，105 周岁的朱可大老太，七日上午在三十六位儿孙陪伴下，怀着愉悦心情，游览锡惠公园。她步履稳健，游兴甚浓。

宜州市曾当选为全国人民代表大会代表的冉大姑 1982 年时已 109 岁，但她仍精神矍铄，谈吐清晰，还能常年参加力所能及的体力劳动。

从这许许多多的统计资料中可以看出：人的正常寿命是可以活到百岁以上的，因此我们大家都应有这个信心，我本人也已虚龄 79 了，还有余光可发，随着时代形式发展，我对自己的寿命要求也想多活一年好一年。至于大百龄天年，因患心脑血管病，则不敢妄想。

那么，老年人怎样才能享受高龄？

总结长寿老人的经验：生活有规律，饮食以素食为主，身不离劳动，晚婚少育也是老年人长寿的又一因素。

《内经》云："食饮有节，起居有常，不妄作劳，故能形与神俱，而尽终其天年，度百岁乃去。"

通过以上所讲，老年人的养生之道，可归纳为：调精神、节饮食、慎起居、远房闱、常锻炼、戒烟酒。此六大点是推迟衰老的具体措施。

（一）调精神

就是思想开朗，情绪稳定。思想开朗，什么事情都想得通；乐观积极，情绪稳定，不要多愁善感，不要喜怒无常。精神因素刺激对人衰老进展的影响，是非常之大的，人体中枢神经系统的功能是管理机体的一切生理活动，中枢神经系统必须保持非常健全，调理机构才能正常运转，才能使新陈代谢正常，人才能健康长寿。一个人如果多愁善感，像林黛玉一样，郁郁不乐，就很难健康长寿。伍子胥过昭关，后有追兵，前有关口，忧愁一个晚上，须眉皆白，可谓焦愁催人衰老。恼怒则肝火妄动，高血压病患者，往往发生中风。我受过这种教训，认识到陶冶性情是十分重要的。乐观可使人健康长寿，因为乐观不会伤人大脑，大脑的功能健全，各种调控运转也很正常，新陈代谢自然灵活正常，生机勃勃，抵抗力旺盛，就会健康长寿。要把人生的思想境界提高才能保护自己的健康，这一条是最重要的秘诀。所以83岁的王力同志说：我就靠遇事不怒作为我的生活信条。104岁的孙星佛说：心宽宜长寿。

（二）节饮食

一日三餐要定时定量，不宜暴饮暴食，《内经》说的"饮食自倍，肠胃乃伤"。食物进口，从口腔到胃肠，都要分泌消化液，定时定量吃饭，胃肠道的分泌也是定时定量的，食物消化得好，吸收营养物质也就充。如果胡乱进食，消化道应接不暇，胃肠得不到休息，消化液的分泌就紊乱了，食物消化不好，人体就得不到滋养。

营养学家指出：粮食能满足人体对糖的需要；豆类能供给低脂肪和高蛋白；蔬菜能供给各种维生素和矿物质。粮、豆、菜能基本满足人体必需的8种氨基酸。有人经过长期研究后，提出最经济且基本平衡的营养食谱是粮、菜、豆三种食物的食用比例，依次递减；较经济而又能平衡营养的食谱是粮、菜、豆、肉、蛋、油，六种食物的食用比例递减；不受经济条件限制，最理想的平衡食谱是：粮、菜、豆、果、蛋、肉、乳、油，八种食物的食用比例递减。对荤中之素的兔肉，和素中荤的菌类食品，在条件允许的情况下，应提倡食用。

总之，《内经》提出的"五谷为养，五畜为益，五果为助，五菜为充"的观点，是符合营养平衡的要求。

消化系统的疾病最多，所以有"病从口入"之说。一般的胃肠疾病容易治疗，不足为奇。但是预防癌症的发生，发霉的东西是不可吃的，洗净烧透也没用，霉是黄曲霉菌，致癌物质是黄曲霉菌的毒素，已发霉的食品，霉斑可以洗去，而毒素已深入到食物的内部非洗煮可以去除；隔宿的蔬菜，陈的咸菜，用硝腌的火腿，都含有"亚硝胺"，是致癌物质，都不要吃它。虽然说量变到质变有一定过程，少吃一些，不成问题，但最好干脆不要吃它为妙。

现当暑令：饮食宜清淡，至于消暑凉饮方面，可用绿豆煎汤凉饮，能止渴除烦，预防中暑。西瓜，有利尿降压的作用，西瓜汁称为天然白虎汤。

（三）慎起居

《内经》说的"起居有常，不妄作劳"。现代说的生命在于运动，但要做到劳而不倦，无论体力劳动或脑力劳动，都要劳逸结合。躯体和大脑都是用进废退的。力不胜任的体力劳动固然不好，晚上打牌打到十一二点，更不好，对健康很有害。而经常躺躺坐坐，无所事事，气血运行不畅，长得一身胖肉，则会全身无力；汲汲于名利，劳神苦思，是不可取的，而思想松懈，贪图安逸，也不妥当。应当养成良好的生活习惯，早卧早起，来得充分的睡眠，勤于工作，勤于用脑，保持生命的活力。

（四）远房闱

《内经》说的："醉以入房，以欲竭其精，以耗散其真……故半百而衰也。"《类经》："善养生者，必宝其精，精盈则气盛，气盛则神全，神全则身健，身健则病少，神气坚强，老而益壮，皆本于精也。"老年人应当戒色，服补药百剂，不如长期独宿。

（五）常锻炼

中国有句古话，水流不腐，枢转不蠹。故生命在于运动。华佗说："动摇则谷气得消，血脉流通，病不得生。"老年人适当的体育活动有利于健康，可以强身防病，延缓衰老。法国学者蒂李说："运动就其作用来说几乎可以代替药物，但是世界上任何药物，不能代替运动的作用。"一切体力活动，都能促进人体新陈代谢，从而使生理活动，增强人体对疾病的抵抗力。老年人的锻炼，多种多样，如散步、慢跑、太极拳、八段锦、鹤翔庄等等都可以选择，持久行之。但体育锻炼要根据自己的年龄和体质来选择项目。现在报纸上提倡跑步，老年人要特别慎重，患有心脏病、肾脏病、肝脏病，尤其患高血压病比较严重的人，最好不要跑步，可以走步，开始慢点，渐渐加快，以后多走点。其他如运动量小的广播操，简化太极拳之类也行。千万不要搞猛力运功，否则身体不能适应，大脑供血不足，会发生晕厥，甚至发生中风，轻则残废，重则暴死。

（六）戒烟酒

所有呼吸道疾病、肺癌、鼻咽癌、喉头癌、支气管炎、肺气肿、哮喘等，都与吸烟有关。跟心血管也有关，例如，期外收缩，抽一支烟就会使不规则搏动加快。香烟中不仅有尼古丁，还有几十种气体都是有毒的。不仅吸烟的人要慢性中毒，周围的人也有损害，所以公共场所要严禁吸烟，有许多人是明知故犯，要戒烟非要有坚强的决心才行。

淡酒（如葡萄酒）少喝点还可以，多了就不行，不要喝烈性酒。酒精中毒是很厉害的，细胞里的蛋白质遇烈酒精会凝固，那细胞就死了。长期饮酒，会导致酒精中毒，会引起血管硬化、肝硬化。有人认为喝酒能促进人体血液循环，能使人精神兴奋，这确有道理，但这是指偶吃和少吃而言，至若饮酒如浆，习以为常，坏处极多，切忌切忌。

此外，有病要及时治疗，无病也要定时检查。

以上几点是推迟衰老的具体措施，争取健康长寿的有效方法。希望大家都可以争取百年高寿，使我们江阴县（现江阴市）成为长寿之县，名闻全国，声传国外。

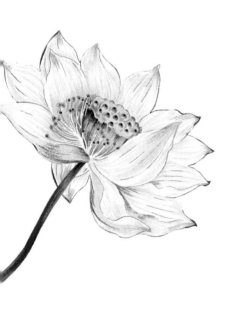

经典医案

持续发热热盛伤津的重型乙型脑炎

张某某，女，11 岁，于 1966 年 8 月 6 日下午，因持续发热 4 天，伴有头痛嗜睡而入院，诊断为"乙脑"重型。次日凌晨，体温突然上升至 42.2℃（肛），昏迷惊厥，经西医抢救，上午 8：30 体温下降到 37.5℃（肛）。神志依然昏迷，喉有痰声，四肢震颤，舌干红，苔薄少津，脉数。热邪炽盛灼津为痰，心包被蒙，肝风内动。急宜大剂甘寒生津，清热镇痉，豁痰开窍。

处方：鲜金石斛（先煎）24g，鲜沙参 24g，生石膏（先煎）45g，知母 9g，鲜石菖蒲 9g，广郁金 4.5g，金银花 12g，带心连翘 12g，大青叶 18g，板蓝根 18g，钩藤（后下）15g，甘菊花 4.5g，广地龙 6g，万氏牛黄丸（研末分两次鼻饲）1 粒。1 剂，药汁浓煎，当天上午鼻饲完毕。

下午热势尚未稳定，症状未见变化，而仍舌干无津，喉间有少许痰声。原方停用万氏牛黄丸，加鲜芦根 30g，1 剂，于即日晚上服完。

◎ 二诊：8 月 8 日。体温 37.2~38.6℃（肛）。神志渐清，喉间已无痰声，而舌干绛无苔，齿燥唇裂。气热之势未挫，且已逼入营分，营液耗劫。再拟凉营救液，清解气热。

处方：鲜生地 24g，鲜金石斛 30g，鲜沙参 30g，玉泉散（包煎）30g，金银花 12g，连翘 12g，大青叶 18g，板蓝根 18g，鲜石菖蒲 9g，鲜芦根 30g，1 剂。

◎ 三诊：8 月 9 日。神志尚未完全清醒，大便 3 天未解，有时呼痛，腹部有块撑起，经用盐水洗肠，只有黄水流出。舌质干绛，舌根苔焦黄，脉左滑数，右滑实。气营之热，尚形鸥张，而宿滞与蛔虫交阻肠中。拟予前法中加入通下之品。

处方：鲜生地 24g，鲜金石斛（先煎）24g，玉泉散（包煎）24g，生大黄（后入）6g，瓜蒌仁 12g，玄明粉（与瓜蒌仁同打）6g，槟榔 9g，金银花 12g，连翘 12g，大青叶 18g，板蓝根 18g，鲜石菖蒲 9g，广郁金 9g，钩藤（后入）12g，干地龙 6g，水牛角片（先煎）15g，1 剂。

◎ 四诊：8月10日。昨晚大便排出蛔虫40余条，热渐稳定，神志渐清，舌质尚红，苔未化清，由于昨晚尚见轻微抽搐，可见营热未清，肝风未定。

处方：鲜生地24g，玉泉散（包煎）18g，银花12g，连翘12g，板蓝根18g，大青叶18g，甘菊花6g，钩藤（后入）15g，1剂。

此后发热未起，神志完全清楚，续以养阴清热之法，数剂后痊愈出院。

原按：暑温传变迅速，撤热应为急务，但温为阳邪，最易伤津劫液，尤宜配合生津救液。故前人一再强调，温病以存阴为要。本例热重神昏，舌干绛无苔，齿燥唇裂，热盛津伤之程度可知。观案中前后几诊，皆从三鲜汤出入，救液保津，白虎清气达热，银、翘、青、板清热解毒。尔后因根苔焦黄，腹中块撑，再合调胃承气泻下导滞存阴，热达津复，故神志转清。此证若不投大剂寒凉撤热，势必促使邪机深入，胃津营液俱涸，进一步下竭肾阴。

还应指出，病人经用西药以后，体温虽然下降，但舌红脉数、神昏，说明气营之热尚炽，这点是临床辨证所要注意的。

暑温发热咳嗽伴呕吐抽搐属湿困中阳案

徐某某，男，4岁。1966年7月26日因咳嗽月余，发热3天，呕吐抽搐半天入院，诊断为"乙脑"（重型），百日咳待诊。入院后即给予吸氧，降温（安乃近）、止痉，呼吸兴奋，脱水降颅压，静脉补液，激素治疗，人工呼吸等措施，每日鼻饲流汁及中药银花、连翘、板蓝根、大青叶、龙胆草、石膏、黄芩、菖蒲、郁金、陈胆星、牛黄抱龙丸等，病情反复变化无明显好转。

◎ 会诊：8月1日。体温36~38℃（肛），神志昏迷，呼吸浅表，喉间痰涌，面色苍黄，眼睑浮肿，中午呕吐1次，吐出物为黄绿色水液，大便溏薄，舌苔腻，脉濡数，36小时前鼻饲的汤药经胃管流出。此为凉遏太过，湿胜于热，脾胃受困，水湿停聚中焦。拟平胃二陈汤加减，以燥湿运中宣窍。

处方：制苍术 3g，厚朴 2.4g，炒陈皮 3g，制半夏 4.5g，茯苓 9g，九节菖 4.5g，广郁金 4.5g，炙甘草 1.5g，1 剂。

浓煎 60ml，分 3 次缓慢鼻饲，每次间隔 3 小时。

◎ 二诊：8 月 2 日。呕吐止，胃管内已无水液流出，面色苍黄转微红色，眼睑浮肿退，目睛灵活，此是湿浊得开，中焦气机有转运之机，惟神志昏迷，浊热尚蒙蔽清窍，宜芳香开窍。

处方：至宝丹 1 粒（研细，分 3 次鼻饲，每隔 3 小时 1 次）。

从此昏迷解除，病情日趋好转。

原按：暑多挟湿，湿为阴邪，困遏中阳，而致水湿停聚，此属变证。平胃二陈汤中苍术、厚朴燥湿运脾，二陈汤化痰和中，用之得当，有脾气一振，阴浊自散之妙。初诊服药 1 剂，便水湿默化。但此方药性偏于温燥，寒湿一化即当停用，以防化燥助火。二诊神志未清，改用至宝丹芳香开窍，昏迷解除。

乙脑暑温发热伴有蛔虫案

张某某，男，3 岁。1965 年 8 月 4 日，因发热 2 天，神志昏迷半天入院。

查体：体温 39.8℃（肛），发育中等，营养欠佳，高热昏睡病容，两侧瞳孔对称，反应迟钝，颈项强直，腹部轻度膨隆，肠鸣音存在，巴宾斯基征（＋）。血常规：白细胞 $37.1 \times 10^9/L$、中性粒细胞 $0.92 \times 10^9/L$、淋巴细胞 $0.08 \times 10^9/L$。

西医诊断：①发热待查；②流行性乙型脑炎待查。

◎ 会诊：8 月 6 日。发热 4 天，第 2 天惊厥 2 次，昨夜烦扰啼哭不安。曾呕吐 1 次，大便 3 天未解，今晨肛温 38.9℃，口中钻出蛔虫 1 条，患儿呈嗜睡状态，四肢欠温，腹部板滞，舌苔薄白较干，脉数。病属暑温，邪热蕴蒸气分，蛔虫内扰。拟方清暑安蛔。

处方：金银花 15g，连翘 9g，大青叶 15g，板蓝根 15g，藿香梗 3g，佩兰 3g，黑山栀 4.5g，甘菊花 3g，钩藤（后入）12g，乌梅肉 3g，胡黄连 1.5g，芦根 15g，1 剂。

◎ 二诊：8 月 8 日。热退，疲倦嗜睡，大便深黄如酱，蛔虫从口中钻出 3 条，便解 1 条，舌根苔带灰腻，脉细数 180 次/分。再拟辛凉苦泄，通滞驱蛔。

处方：金银花 15g，连翘 12g，大青叶 15g，板蓝根 15g，黄连 1.2g，炒黄芩 4.5g，大黄炭 4.5g，使君子（打）12g，槟榔 6g，六一散 15g（荷叶包），2 剂。

药后大便通畅，未再有蛔虫排出，神情转好，能进半流质饮食，舌根灰腻苔已化，脉象转缓，身热稳定已 4 天，治愈出院。

原按：幼科热病中挟蛔虫扰动，临床不乏其例，而证候轻重差别较大。本例暑邪熏蒸气分，病势已衰，而出现热势不高、嗜睡、肢清、吐蛔、腹部板滞等症，此系肠腑蕴热，逼蛔内动。治法先用辛凉清解暑热，兼以安蛔，继进苦泄清肠杀虫。这类病证，如不注意驱蛔制蛔，往往由于虫积内阻，或蛔虫蠢动，促使病情产生复杂变化。

湿温发热化燥入血的迁延型伤寒案

卞某某，男，56 岁，农民，1965 年 8 月 23 日初诊。

湿温五旬，身热升而退，退而升，已是三伏四起。形体消瘦，夜来烦躁，皮肤干燥，脐周压痛，大便溏泄黄褐而臭，隐血（++），唇燥起裂，舌前半光绛，苔根部黄厚带灰。

临床考虑"迁延型伤寒"。肠中积热熏蒸，化燥伤津，营络受伤。姑予凉营生津，清肠止血。

处方：鲜生地（薄荷叶 4.5g，同打）30g，鲜金石斛（先煎）30g，黄连 3g，制大黄炭 6g，黄芩 9g，黑山栀 12g，金银花炭 12g，地榆炭 12g，炒槐花 12g，2 剂。

◎ 二诊：8月30日。体温37~38.4℃，胸胁颈部有白痦透出，其色晶亮。但热度起伏，矢气时转，大便如酱，灰苔未除。仍从原方加入清透之品。

处方：鲜生地（豆豉12g同打）30g，青蒿9g，佩兰9g，炒黄芩9g，黄连15g，金银花炭12g，丹皮炭9g，地榆炭12g，制大黄炭9g，鸡苏散（包煎）18g，2剂。

◎ 三诊：9月1日。体温37.3℃，昨晚解酱便一次，黎明汗出，白痦随汗而布，湿热之邪，外从痦透，里从便泄。继服原方2剂。

◎ 四诊：9月3日。发热已退，大便稍干，尚未成形，隐血（＋），口干欲饮，灰苔已退，而根部尚厚，腑热已去大半。原方去佩兰，加干石斛（先煎）12g，2剂。

◎ 五诊：9月5日。昨天大便2次，量多色黄，隐血（－），夜来汗出，白痦又透，有饥饿感，舌质转润，而根苔尚厚。余邪未尽撤，从前意减制。

处方：干石斛（先煎）12g，佩兰叶9g，淡豆豉12g，黑山栀9g，炒黄芩9g，炒银花12g，制大黄炭4.5g，鸡苏散（包煎）18g，2剂。

原按： 西医治疗肠伤寒，中后期一般忌用泻下，以防止肠出血和肠穿孔。而本案大便隐血，方中为何仍用大黄？实因证属湿热胶滞肠中，故大便溏泄黄褐而臭，脐周压痛，根苔黄厚带灰。所以在清营泄热静络之中，佐以酒制大黄炭，既能清泄肠中瘀热，又能止血，而无伤气动血之弊。

高热日久湿热夹滞互结肠道案

郭某某，男，10岁，1973年8月13日会诊。高热（40℃）多天，昏昏欲睡，呼之能应，无汗，腹平软，按之灼热，常放屁，味极臭，舌红，苔前半光剥，根部黄腻，脉滑数。此是湿热挟滞，互结肠道，腹热熏蒸，将化燥入营劫液生变。急当苦寒通腑导滞，佐以清营泄热。

处方：酒制大黄9g，鲜生地24g，淡豆豉12g，丹皮6g，赤芍9g，炒黄芩9g，黑山栀9g，金银花炭12g，生甘草3g，1剂。

◎ 复诊：药后于凌晨泻下紫酱色溏粪其多，气热臭，体温随之下降，神志亦转佳，复诊将酒制大黄改为 1.5g，去鲜生地、豆豉，又服 2 剂。病情日趋好转，后痊愈出院。

原按： 此患儿因湿热积滞互结肠道，热炽伤津，逼入营阴。辨证抓住舌苔黄腻、按腹灼热、矢气频频，诊断为肠中宿垢积滞。方用大黄苦寒攻下，荡涤积热为主，配黑膏（鲜生地、豆豉）清营转气，丹皮、赤芍凉血，黑栀、黄芩、银花炭清热。立法切合病情。

应当指出，湿热挟滞与燥屎内结不同。燥屎内结宜峻剂攻下，以存阴液，湿热积滞互结肠道，粪多如胶如酱，只宜苦寒导滞，微微通下，往往需缓泻多次，方能积去热清。另外，湿温初起大忌下法，吴鞠通说："下之则洞泄。"因湿为阴邪，最损人之阳气，初起即用苦寒，恐致脾阳下陷而生变证。此为运用下法时的注意点。（《杂谈偶记》）

湿重于热之湿温病反复发热案

曾治一张姓男子，因秋月感寒，发热数旬不退，朝轻暮重，汗出不畅，渴喜热饮，胸闷，腹部按之无压痛，苔白浊腻，脉濡，一派湿阻气分，湿重于热之象。诊治多次，均以三仁汤加减出入。

药用杏仁、蔻仁、薏仁、藿香、佩兰、制半夏、茯苓、豆豉、连翘、薄荷、六一散之类。湿重加厚朴，热重加黄芩，汗多去豆豉、薄荷。治疗期间每见药后得微汗挟白痦而出，热度始稍降几分，舌苔亦稍化，复又汗出不畅，舌苔滑厚，体温上升，继服上药，体温再退，苔再化。这样反复多次，病才告愈。

原按： 此案是湿温病中湿重于热的一种证型。湿为阴邪，旺于阴分，故发热不退，朝轻暮重；湿阻气机不利，故胸闷；湿胜黏滞难化，故病势缠绵反复；舌苔白厚腻浊、脉濡为湿象。湿热外出之路不外三条：汗、小便、大便。此病人苔腻不黄，腹部无压痛，可知肠中无积热，不宜苦寒泄热导滞。

汗出所以不畅，是里湿阻而表气不达所致，徒用辛温强烈发汗，每致湿热上蒙清窍而神昏耳聋。只要宣通气分，湿浊开透，自能布津于外。前人说"湿滞阳明，宜用辛开""治湿不利小便，非其治也"。故此证皆以微辛微苦，芳香淡渗之品舒展气机，使湿热之邪因气机的宣畅，一从表而达，一从小便而出，湿热分消，故病告愈。前辈经验，湿温证病势缠绵，非一击而退，治疗须守住苦辛芳淡，流展气化等法，药取清灵，随症变化，不能见热势不退，而乱用寒凉。

发热咳嗽胸痛属肺闭痰蕴之肺痈案

苏士桥陶某某之女，年方十二。1948 年秋，感受风寒，发热恶风，咳嗽咯痰不爽，右侧胸肋隐隐作痛，初以辛凉宣解无效，为时已半月余。

◎ 刻诊：热咳胸痛如前，又增气急鼻煽，舌质转红，苔呈黄色，两脉滑数，据此脉证，辛凉之法似无矛盾，想必病重药轻，不能克邪，仔细检查，发现右胸第 4 肋间叩诊呈浊音，悟出应是肺痈，因脓腔未溃，与气管未通，故无脓痰咯出，审证属肺气郁闭，痰热内蕴，乃用麻杏石甘汤合苇茎汤加入解毒透脓之品。

处方：净麻黄 2.5g，玉泉散（包煎）20g，冬瓜子 10g，杏仁、桃仁（去皮，打）各 10g，金银花 12g，连翘 12g，生薏苡仁 12g，炮山甲 10g，皂角刺 6g，鲜芦根 20g，2 剂。

◎ 二诊：药后咯出大量臭脓痰，伴有呕恶，咯出以后，热退、咳减、气平、胸痛止。因肺气已畅，撤去麻杏石甘汤，以苇茎汤加鱼腥草、桔梗、金银花、蒲公英着重清热解毒排痰消痈，服 20 余剂而康复。

按：患儿发热咳嗽半月余，咯痰不爽，右侧胸肋隐痛，辛凉宣解无效，确应考虑邪入肺脏。可贵的是先生在 1948 年已能应用西医的叩诊法来协助诊断，指导治疗，真是衷中参西，辨证与辨病相合，造福病人。时日虽已过 70 年，但此大医大德仍值得今日赞誉。

发热咳嗽元海根浮喘甚欲脱案

周某某，男，53 岁，峭岐人。素患咳嗽，并嗜鸦片，1945 年初秋，外感风邪，致发热咳嗽大发。病人咳嗽不休，难得平卧，仅进少量稀粥，已三昼夜未能入寐。听诊：两肺有干湿性啰音，腋温 37.5℃，而颈胸部汗多，因时已黄昏，故先予西药定喘止汗，收效尚佳，当夜即能平卧。不料次晨喘汗再起，再用上药无效。病人气短喘急，汗出如淋，面苍唇绀，脉象沉微，不绝如缕，腋温下降至 35℃。素体上下俱虚，元亏根浮，喘甚肺气耗散，汗多心液大伤，阴阳离脱之险即在目前。急当大补元真，纳气归肾。

处方：吉林人参（另煎冲服）9g，五味子 9g，麦冬 9g，蛤蚧尾（研末冲服）1 对。

服头煎药液半小时许，即汗收气平，面唇色转，脉起应指。后从生脉散加入清热化痰之品，调治数剂而安。或问：虚喘不休，为何不用黑锡丹温纳镇摄？答曰：黑锡丹主治真阳匮乏，阴寒内盛，阳浮肿逆之喘促，此证系心、肺、肾三脏俱虚，元海无根，喘甚欲脱，故急以生脉散气津并补，重用人参大补元真；蛤蚧补肺纳肾，而定虚喘。《证治准绳》说："肺虚则少气而喘。"又说："真元耗损，喘生于肾气之上奔。"即指此而言。

老妪虚喘属心肺气伤阴阳欲脱的肺心病案

张某某，女，66 岁。慢性支气管炎缠身已 30 多年，1981 年早春因旧恙复发而入我院。病人唇舌青紫，颜面紫红，端坐俯首而喘，形容疲惫，咯吐出粉红色泡沫样痰，心悸胸闷，下肢浮肿，脉细数无力，虽用多种西药，症状未见好转。此是心肺之气大伤，阴阳有欲脱之势，若加出汗，恐难挽危局，乃急用生脉散合参附汤固气救脱。

处方：东北红参（另煎冲）10g，淡附片 10g，麦冬 10g，五味子 10g，丹参 15g，紫石英（先煎）15g，净坎炁 1 条。

因病人插管吸氧，妨碍服药，1 剂药服了 3 天，尽剂后气喘略平，稍进粥食，遂又嘱早晚各进 1 支人参蛤蚧精，原方再服 1 剂。

翌晨观察，药能尽剂，诸症大减，喘息虽然未定，但已能倚被斜卧，唇舌青紫亦退，由于继续服人参蛤蚧精，乃将红参减去，加党参、玉竹、茯苓各 12g，连服 5 剂，气喘全平，而舌转光红，气阴已伤，亟当扶持，乃去附子、党参，加南沙参、北沙参，随症加减调理数句，痊愈出院。

寒热虚实夹杂咳喘案

金某某，男，54 岁，工人。素有咳喘之恙，1980 年深秋，感受风寒，引动宿疾，咳嗽气急，经西药治疗，咳喘时轻时重。翌年 2 月初，突然气喘加重，倚息不得卧，竟达三昼夜，应用激素、氨茶碱、抗生素、碳酸氢钠等已无效果，西医谓之顽固性"哮喘持续状态"，症情危重，2 月 8 日邀余会诊。

病人高枕而倚，尚在输氧，神情呆滞，精力疲甚，痰呈白沫，自诉头昏胸闷，心悸，口渴，胸膺有火气上升，舌红、苔薄白，脉数。痰饮射肺，久蕴化热，继而伤津，且下焦元根渐虚，证情寒热虚实相互交织，颇费神思。余思仲景治心下有水气，咳逆倚息不得卧，有小青龙汤法，口渴者，则有小青龙加石膏汤法，但气阴俱伤，纯投小青龙汤，恐有助热伤津之变。遂小其制，药用：净麻黄 2g，川桂枝 3g，北细辛 2g，淡干姜 2g，五味子 3g，制半夏 6g，白芍 5g，玉泉散（包煎）18g，又加鲜石斛 24g，太子参 12g，护养肺胃之阴，为平冲降逆，镇潜浮阳，又宗张锡纯从龙汤法，加煅龙牡各 15g，炙苏子（包）10g，熟牛蒡 10g，嘱服 1 剂。

◎ 复诊：次日气喘减轻，脉象也缓，口仍干，痰呈白沫，原方加黄芩 10g，接服 2 剂。

◎ 三诊：2 月 11 日。已能平卧，而咯痰不爽，色白黏稠，面红，心率

72次/分。又予原方2剂。自此病入坦途，顽固性持续性哮喘解除，仅每天傍晚自觉热气上冲，痰黏，乃用清润化痰善后。

小剂量小青龙合甘寒药治寒热夹杂的咳喘，余屡用之，确有桴鼓之效，先前治数例重症麻疹肺炎，药后汗出热退，咳喘自平。有语曰：中医不传之秘在于药量。说明剂量在疗效上是举足轻重的，本案便是例子之一。

外感合里热渐盛的咳喘案

1934年春，余在无锡丁港里，3岁男孩，发热喘咳5天，前医用麻杏石甘汤1剂，喘咳稍平，继用银翘散复又加剧，发热日重一日。

余诊之，见患儿喘时鼻翼煽动，喉间痰声辘辘，苔薄脉数。病属外感痰喘，但心下并无寒饮水气，倒是里热渐盛。银翘散为辛凉解表之轻剂，此病势表里共存，寒热夹杂，辛凉郁遏，邪气难于透达，故反促病进。当表里双解之。

处方：净麻黄1g，川桂枝1g，淡干姜1g，北细辛1g，五味子1g，白芍2g，制半夏1g，生石膏（先煎）15g，生甘草1g，嘱服1剂，分4次喂服。

◎ 二诊：次日喘逆、鼻煽、烦躁均定，浑身透发麻疹，身热亦退，而时有咳嗽，病情已入坦途，改用牛蒡、蝉蜕、连翘、桔梗、紫草、芦根辛凉透解，就此告瘥。

原按：小青龙汤为治伤寒表不解、心下有水气之方剂，适应证为：①干呕发热而咳；②咳而微喘，发热不渴；③咳逆倚息不得卧；④妇人吐涎沫等。张锡纯用小青龙汤治外感痰喘，凡有热或脉数者必加生石膏或复加知母。

发热汗少舌绛而干的肺闭合并肺阴亏耗咳喘案

1936 年秋，华士钱家场刘姓男儿方周岁，发热、咳喘 10 余天，并现痉厥。前医首用辛凉，继进甘寒，终投羚羊、紫雪迄无转机。

患儿舌绛而干，脉象细数，论舌脉甘寒必投，而发热汗少，咳喘喉间痰声，知其肺气尚郁闭。依余之见，病之关键尚在肺，肺气一开，邪热外透，自然热退痉定津回。据前治麻疹肺炎之经验，改用小青龙汤之小剂合三鲜汤之甘寒重剂，甘寒以救阴，辛温以透解定喘。

处方：鲜生地、鲜金石斛各 24g，鲜沙参、鲜芦根各 18g，生石膏（先煎）15g，小青龙汤诸药均小制其剂数分，另磨服羚羊尖 0.6g，服 1 剂即现转机，2 剂热退痉止，喘逆得平，诸证遂安。

按：上例及本例肺炎均有热象，前者发热鼻煽脉数，后者舌绛痉厥，症势尤险，但均有喘咳上气，喉中痰声，与《金匮》肺胀颇为相似，原文曰："肺胀，咳而上气，烦躁而喘……"仲景并以小青龙加石膏汤专治肺胀。故小青龙加石膏汤不仅能通表寒里热之证，对"咳而上气，烦躁而喘"尤擅专长。两患儿热象虽显，而肺胀共存，故以小剂量小青龙汤透表定喘，或加石膏以清热，并监制大队辛温助热之弊。合三鲜汤者，是辛甘寒合法，为阴伤液劫而设。若不认病，漫言风寒、风热、阴虚、阳虚，泛投通套方药，只能贻误病机，疲于应付，此案前医所以用三鲜汤加羚羊、钩藤、贝母、竺黄不效者，即在于此。

继母的咳喘顽疾案

巴豆辛热有毒，秉性雄猛，人皆畏之，然治冷积、顽疾、大腹水胀等疾，巴豆仍不失为一味良药。余以往用适量巴豆治顽疾咳喘，颇为应手。因继母诸药无效，服桔梗白散，一年半之顽疾，竟收良效。治疗经过记述如下。

1934 年秋，继母钱氏浴后当风致咳，久而不已，痰涎多而难咯，庆幸从未嗽血。吾父通医，常自己处方，治疗一年半无转机。余学医不久，对《皇汉医学》十分喜爱，见日人用桔梗白散治痰喘甚验，遂试制之。巴豆去净油，取霜 0.9g，合桔梗末、川贝末各 9g 和匀，早晨空腹送下 3g，即腹痛便泄六七次。泻后颇觉疲乏，复与糯米绿豆粥 2 天以和胃气，随后咳逆咯痰顿减，是顽痰得以下达，肺气通利之佳象。继母素体脾弱，此后苔白脉缓，虚象袒露，用理中、二陈加五味、胡桃、款冬花健脾益肾以杜生痰之源，连服十余剂，食欲增进，痰已不多，改服金匮肾气丸固本而治。

阴虚体质见稠痰上阻腑气不通之咳喘案

1933 年初秋，有吴氏主妇，年逾六旬，咳喘发作兼旬，9 天未更衣，稠痰胶滞，咯吐不出，指挖不及，咳不能咳，喘不成喘，口干唇燥而不欲饮，舌干苔少，脉细滑。诸医束手。

余思忖良久，悟及体质阴虚，津液煎熬是病本，稠痰上阻，腑气不通是病标。急则治标，缓则治本，此时非峻猛攻涤不效。俾稠痰得出，大便得通，可得挽救。

处方：保赤散（含巴豆霜）0.9g，猴枣粉 0.6g，混合后用温开水分 3 次送服，嘱半小时内服完。

◎ 二诊：药后 4 小时许，大便得通，稠痰吐出盈腕，呼吸顿觉畅利，渐思薄粥，转方用西洋参、石斛、沙参、麦冬、杏仁、贝母益气阴，润肺化痰，固本而安。

按：从上体会巴豆制剂对祛除顽痰确有实效。已故常熟名医金竺升自制雄解丸（巴霜、雄黄、郁金），治咽喉肿痛，痰鸣喘促，效如音响。近年来，有报道说巴豆制剂用治白喉可使假膜脱落，稠痰排出，挽救窒息。可见，只要投剂适证，用量得当，良效亦在毒药中。不能拘泥于巴豆辛热而远避之，有语云："药能中病，大黄为圣剂；药不中病，人参亦鸩毒。"是之谓也。

属肝胃不和瘀浊留滞之胃窦炎案

钱某某，男，51 岁，1977 年 3 月 26 日会诊。

3 月 11 日因胃脘痛，解柏油样便而体检。提示：肺右中及左上 6 型结核，部分硬结，并右侧胸膜肥厚，食道中段见囊状袋形突出约 1cm 大小，胃轻度瀑布形，有较多滞留液，黏膜粗糙而紊乱，胃窦部黏膜粗乱，边缘欠光正，幽门管增宽，十二指肠球部呈伞形，形态较大，黏膜较粗，充盈尚饱满。

西医诊断：①胃窦炎，②胃黏膜脱垂，③食道中段憩室。

◎ 刻诊：胃脘隐痛，纳少，便解柏油样物，舌苔白腻，脉象弦滑。病属肝胃不和，瘀浊留滞。拟方泄肝理气，和胃化浊，祛瘀通络。

处方：川楝子（炒）9g，延胡索 9g，炒黄芩 9g，蒲公英 24g，炒陈皮 6g，佛手 6g，炮姜炭 4.5g，失笑散（包煎）18g，煅瓦楞（先煎）24g，赤白芍各 9g，侧柏炭 12g，炙甘草 3g，4 剂。

◎ 二诊：4 月 1 日。柏油样大便未再出现，胃脘偶有隐痛，背部续起酸痛，肢酸乏力，舌苔微黄带腻，脉象弦细。肝胃未和，而营血亏虚，筋脉失于濡养。再拟调肝和胃，养血舒筋。

处方：川楝子（炒）9g，延胡索 9g，煅瓦楞子（先煎）24g，蒲公英 24g，佛手 6g，炙黄芪 12g，全当归 9g，赤白芍各 9g，鸡血藤 15g，桑寄生 12g，炙甘草 4.5g，5 剂。

◎ 三诊：4 月 9 日。脘痛消失，胃纳增加，而背痛肢酸存在。原方加虎杖 15g，5 剂。

按：本例溃疡病，从隐痛、黑便、脉、舌等症状分析，知其气火尚旺，湿滞瘀留，胃络不宁。如见血止血，则瘀留而血终不止，痛更难除。故治温清并用，气血双调。然而此证病机以气火为重心，温通湿滞只是一种权宜之计，一俟阳运，即应停用。

中虚阴伤肝气郁滞的胃下垂案

薛某，农民，素质阴虚，1975年春因劳力过度，复加淋雨受寒，引起上腹疼痛，钡透提示：胃下垂5cm。俟后症状逐步加重，上自胃脘，下至少腹，胀痛不适，必持布带裹扎下腹，方能步履，服补中益气汤少效。

同年7月来诊，诉大便干燥，唇内有糜点，察舌苔薄黄起裂，此阴虚之故。两脉细弦有力，与纯为气虚相悖。胃下垂之因，西医认为与肌张力下降有关，中医则重在辨证。设或虚痛，则必疼痛绵绵，喜按喜热，脉弱舌淡；设或热痛，则必嘈杂吞酸，口干口苦，脉象弦数。本证虽坠痛而甚胀，脉细而有力，中虚气滞可知，因痛在少腹，故尤以肝经气滞为重。故重用枳壳、枳实各12g，以破气消痞；荔枝核、橘核、乌药、川楝子、小茴香疏肝经气滞；柴胡、升麻升清举陷，佐生地、玄参养阴润肠。

5剂后胀痛稍减，唇内糜点消失，脉右缓左弦，原方扩充，加炙黄芪12g、沉香化气丸（包煎）12g，既补又通，既升又降。续服5剂，症情大减，已能自由散步，又守原意，续服数剂而愈。经随访，病人早已参加劳动，挑起百把斤的担子，亦健步如常。从此可知，不能一见内脏下垂，便是补中益气，辨证二字切莫忘怀。

胃脘痛属真瘀假寒的十二指肠球部溃疡案

苏某某，男，33岁。于1966年3月中旬，与好友彻夜长谈，嗑尽瓜子两斤。过两天觉口中淡，清涎上泛，先见黑便，续发脘痛较剧，经西药止痛止血，3 天后黑便消失，而脘部隐痛持续。5 月间病人钡透提示：十二指肠球部溃疡。中西两法治疗迄无效果。

同年 9 月上旬，来我处就诊，查阅前方皆疏肝理气、暖胃和中之品。询其脘痛经久不瘥，部位不移，痛剧之际，自感胃部血管搏动明显，伏卧较舒，上腹部感冷，热按则舒，饮食喜温，纳量极少。苔薄白，舌质无紫气，脉迟细而短，综观诸症，似属胃寒无疑，然为何温中理气罔效？因思前人有"初病在经，久痛入络"之说，病人疼痛延绵半载不除，络中必有瘀滞，且痛定不移亦是瘀血之征。瘀血阻络，则中阳失宣，非阳气本元虚弱。寒是假，瘀是真，投温中理气，焉能伏其所住？乃一破前例，拟方活血化瘀通络。

处方：煅瓦楞（先煎）24g，桃仁泥 9g，红花 6g，全当归 9g，赤白芍各 9g，失笑散（包煎）18g，川楝子 9g，延胡索 9g，佛手 6g，九香虫 4.5g，炒麦芽 12g，炙甘草 3g，血竭（研细末分 2 次吞服）2.4g。

服 5 剂后痛减纳增，连服 15 剂，胃痛消失，食欲渐旺。停药后以饮食调养而康复，迄今十年未发。

原按：瘀血胃痛，一般医书均有胃脘刺痛、舌质紫黯、下黑便等描述，然临床亦有反常者。本病人胃痛喜热喜按，苔白、脉迟细，极似寒象，而温中理气迄无已效。从"初病在经，久痛入络"的观点出发，抓住痛定不移一症，辨清寒是假、瘀是真，一破前例，投活血化瘀而效。

属阴伤热盛浊阻的吐酸胃病案

陈某某，女，73 岁，1969 年 8 月 28 日初诊。

呕吐酸水及白黏痰沫，每日觉微热已近半月，口干，渴难多饮，舌红苔干而根部厚腻中有裂纹。老年阴分素亏，肝经气火与胃浊相引上逆，而阴液更伤，致胃失通降。法宜泄热化浊，滋液养阴。

处方：鲜生地 30g，公丁香 1.8g，黄连 1.5g，吴萸 1.5g，川石斛（先煎）12g，姜半夏 9g，炒陈皮 4.5g，煅瓦楞（先煎）18g，芦根 24g，2 剂。

◎ 二诊：8 月 30 日。呕吐减轻，酸水亦少，而仍口干舌燥。阴液未复，气火未平。原方加麦冬 9g，2 剂。尽剂呕吐微热均瘥。

原按：年高胃液渐枯，复因肝经气火蒸动胃中浊气上逆，以致呕吐不止，从而形成阴伤热盛浊阻的复杂症情。方中连、地、斛、芦根泄热救阴，丁、萸、半、陈等辛通化浊，降逆止呕，寒热并投，润燥兼施，两者相制相须，有相得益彰之效。如呕吐因胃阴虚、肝气逆而无浊阻者，可以石斛、沉香相配，养阴顺气，疗效亦佳。

外科手术后腹痛瘀留气滞案

卞某某，女，39 岁，工人。1981 年 7 月 27 日初诊。

结扎后，又行阑尾切除术，事后经常腹痛，已有 8 年。近来腹痛阵作，腹胀难忍，无矢气及大便。脉沉弦，苔薄黄，舌边有紫斑，瘀留气滞，治宜活血利气，用复元活血汤加味。

处方：制甲片（先煎）12g，全当归 12g，柴胡 6g，天花粉 12g，桃仁泥 10g，红花 10g，炙甘草 3g，酒大黄 10g，青木香 6g，广木香 6g，延胡索 10g，小茴香 3g，5 剂。

嘱其若腹痛加剧则及时来院。

◎ 二诊：8 月 3 日。药后频转矢气，大便已行，腹胀已减八九，腹痛改善，拟前意推求，原方去小茴香，续服 5 剂，愈后随访已 1 年余，未有复发。

按：复元活血汤首载于《药学发明》，乃治疗跌打损伤，瘀血作痛之主方。方中柴胡疏肝理气，桃仁、红花、当归和血活血，大黄、制甲片破瘀通经，推陈致新，共奏理气活血，通脐止痛之功。虽肠粘连与跌打损伤致因有异，然气滞血瘀则同，用药并行不悖。

　　手术后腹部粘连性疼痛由络伤血瘀、肠道传化失常所致，病情有轻有重，病程有长有短，病位有局有广，病机不外气滞、血瘀、热结。早期若能及时应用该方，常能取得良效，临床体会，如能坚持较长时间服药，可能减少复发机会。但是病程较长者，凡情志忧郁波动、饮食起居失节、寒热劳逸失宜、妇女经前经后，常可能诱发或加重症状。临诊时，病情往往错综复杂，轻重缓急也迥然有别，有偏气滞、有偏血瘀、有偏热结，随证选药，应有所侧重。部分病例可能出现绞窄性肠梗阻，当及时处理。

腹痛伴呕吐、便秘属腑实的疑似肠梗阻案

　　马某某，女，69 岁，1978 年 2 月 23 日，因阵发性中上腹痛，伴呕吐二天入院。入院前 2 年，曾作过胆囊切除手术，现在面容痛苦，腹部膨满，可见明显小肠肠型及蠕动波，原切口下端压痛明显。听诊闻及气过水声。经西医用胃肠减压、禁食、补液等措施 2 天无效，准备手术治疗。病人要求服中药，诊得舌苔根部黄厚，脉象沉滑有力，腹满而痛，偏右拒按，病属腑实。年事虽高，形体较瘦，精神疲乏，但尚未出现绞窄性肠梗阻，根据脉象，未失攻下时机。按照"坚者削之""实者攻之"之法，应用大承气汤加味急下之。

　　处方：生大黄（后下）15g，元明粉（冲服）10g，炒枳实 10g，川厚朴 5g，炒莱菔子 30g，青木香 6g，广木香 6g，大腹皮 12g，服 1 剂，嘱浓煎成 1 瓶，冲入元明粉，分 3 次从胃管内注入，隔 2 小时 1 次。

　　服药 3 小时后，腹中雷鸣，腹痛加剧，翌晨大便 3 次，粪粒与稀水杂下，恶心止，腹部胀痛明显缓解，要求再服中药。察其苔脉未复，余积未清，改用小承气汤加味。

　　处方：生大黄（后下）10g，炒枳实 10g，川厚朴 5g，炒莱菔子 12g，广木香 6g，大腹皮 12g，再服 1 剂。

　　胃管拔去，药从口服后，续有粪物下，腹痛凿止。能进薄粥，舌苔已化，停服中药。在病房用西药支持调理 1 周，治愈出院。

按：大承气汤方出仲景书，为治阳明腑实，胃中有燥屎而设。仲景所称胃中，即指肠道而言，急性病肠道有燥屎者，应急下之，宜用大承气汤，燥屎得下，则身热、烦躁、谵语，腹部满痛诸症，都可迎刃而解。但本方的应用范围，不仅限于急性热病的胃家实，凡腑气不通，燥屎阻塞而体尚充实者，均可用之。《伤寒蕴要》说："以手按脐腹而硬者，或彻痛而不可按者，则下之可无疑义。"《金匮玉函经》说："伤寒腹满……痛者为实，当下之。舌黄未下者，下之黄自去，宜大承气汤。"《内台方义》说："仲景用大承气汤处有二十五证，证虽各异，法则下泄也，其脉沉滑而实者，用之无不当矣。"参上三说，对大承气汤之应用指征，则更为明确。余宗之以治粘连性肠梗阻，每取良效。

肠梗阻、中医无此病名，似属于"关格"范畴，《医贯》说"关者下不得出也，格者上不得入也"，其证与肠梗阻症状颇相近似。《医药入门》说："关格死于旦夕，但治下焦可愈，大承气汤下之。"可见前人用大承气汤治疗肠梗阻，已早有先例可资借鉴，根据本病症、苔、脉均属腑实热证，为腑气不通，胃气不降，应用大承气汤加味，服药2剂而瘥，简、便、廉、验，不远胜于手术哉？

呃逆之浊热内阻阴伤案

夏某某，男，67岁，本院职工。今春患中毒性肺炎，经抢救脱险，但续起呃逆，用旋覆代赭汤加味及阿托品等，呃声不除，病人异常痛苦。

余诊之，舌质红，苔黄厚而中花剥，大便干燥难解，是浊热内阻，阴液已伤。

处方：鲜生地30g，公丁香3g，决明子30g，枳实10g，瓜蒌仁15g，风化硝10g，南北沙参各12g，甜杏仁12g，大贝母10g，刀豆子10g，2剂。

药后大便通，呃逆平。

按：余治顽固性呕吐，喜用石斛配沉香，或生地配丁香，取寒热反佐，相制相须，每能获良效。余又以此治呃逆，亦颇验。

丁香芳香透膈，下气降逆之力最胜，配入鲜生地养阴清热，同时也防丁香辛温劫液之弊，加其他药物，润肠通便，下气导滞，浊热内阻得解，呃逆自平。

邪实正虚之肝硬化腹水案

徐某某，男，56岁，干部。

1975年12月患急性黄疸型肝炎，经治疗肝功能恢复正常，症状消失。1976年6月复发，再治好转，后因工作疲劳，情志不畅，在1978年秋季出现腹胀尿少，在某医院传染科治疗无效，腹胀日重，每次静注呋塞米40mg，亦排尿极少，全身情况逐步恶化，于同年11月25日自动出院而入我院治疗。

查体：面色灰暗而黄，巩膜黄染，齿鼻渗血，舌有紫气，苔薄白。心肺（－）。腹膨隆，叩之浊音，脐平腹围93cm，腹部静脉怒张。肝脾因腹水多而未查清，双下肢凹陷性浮肿。

实验室检查：谷丙转氨酶>200U/L，锌浊度19U，麝浊度20U；白细胞4×10^9/L，血红蛋白115g/L，血小板4×10^9/L；白蛋白28g/L，球蛋白30g/L；腹水常规：李凡他试验（＋），红细胞（＋＋＋），无特殊细胞发现；超声波检查：肝上界第6肋间，剑下4.5cm，肋下4cm。

诊断：慢性活动性肝炎、肝硬化腹水。

由于利尿剂失效，湿聚结腹腔，有邪实正虚之势，主张攻逐为主，辅以输血及白蛋白扶正，遂晨起温开水送吞自制消水丹15粒（甘遂4g，黑白丑16g，琥珀3g，沉香5g，研末装胶囊共得93粒），得水样便一痰盂，隔1天又服消水丹13粒，又得同样疗效，病人自觉腹胀较舒，乃改用西药利尿剂，疗效恢复，小便畅通，腹水迅速消退。

处方：茵陈30g，白花蛇舌草30g，田基黄20g，龙葵15g，半边莲15g，生大黄5g，丹参15g，郁金10g，白茅根20g。

以上方清热解毒，通腑利水，尔后用药基本循此，大黄剂量随大便情况调整。西药用小剂量利尿剂，以及肝泰乐、维生素C、复合维生素B片，疗效良好。

1979 年 7 月 14 日，查谷丙转氨酶正常，三白倒置纠正。同年 11 月 6 日，检查黄疸指数 4U，谷丙转氨酶 <40U/L，锌浊 20U，麝浊 11U，蛋白电泳：白蛋白 A62%，α_1-球蛋白 12%，α_2-球蛋白 24%，β-球蛋白 6%，γ-球蛋白 26%，血小板 14×10^9/L，此时方去大黄，加入党参、黄芪健脾益气培本，西药利尿剂停用腹水亦未再发生。

按：得泻之后，失效的利尿剂又复其用，其理颇有深义。膀胱经泌别清浊，在津液，司气化，为六腑之一，"以通为用"的生理特性对其同样适用。消水丹之甘遂、黑白丑峻利逐水，兼通二便，沉香行气，琥珀活血通淋，合而成方，气血并调，二便皆利。处方亦以通腑为主，大黄兼能清热通瘀，对湿热内蕴者，当以祛邪为先，慎勿投参、芪。本例病人若加用一味太子参，即感腹胀，经投祛邪药半年有余，方入扶正。此点经验值得注意。

湿热留滞、脾气受伤、清浊升降失常之气虚便秘案

赵某某，男，48 岁，干部，1966 年 9 月 4 日就诊。

春季患腹泻，治愈以后，续起便秘、腹胀、纳减，用理气通便之法，仅能短期改善症状，周余大便方解，先硬后溏，脉濡，舌苔薄腻微黄。属湿热留滞，脾气受伤，清浊升降失常。采用东垣升阳益胃汤。

处方：党参 12g，炒白术 9g，炙黄芪 12g，炒白芍 9g，制半夏 9g，炒陈皮 6g，茯苓 9g，泽泻 9g，柴胡 1.5g，炒防风 6g，羌活 6g，独活 6g，黄连 3g，炙甘草 3g，生姜 3 片，红枣 3 枚，3 剂。

药后大便通行，腹胀减轻，食欲增加。继服 10 余剂，而大便每日能行，粪质正常。1 年后因患它病来诊，说及其旧病从未复发。

原按：腹泻之后，湿热留滞伤脾，脾气失升，胃浊失降，传导失司而为气秘。病机上是虚实夹杂的。便秘腹胀，属气滞无疑；而大便先干后溏，脉濡，则脾气虚弱可见；苔薄黄腻，为湿热留滞。治用李东垣升阳益胃汤。方

中防风"性浮以升""消风顺气，治老人大便秘涩"；羌活升举下焦，能治产肠脱出（《子母秘录方》）；独活"宣通气道""升中有降"，三者助黄芪、柴胡升阳举陷。六君子汤补气健脾和中，白芍酸以制肝，连、姜苦泄辛通，泽泻导湿热下行，诸药合用，升阳益胃，补气健运，共奏升清降浊之功。

肾阳不足、寒凝气滞之阳虚冷秘案

季某某，女，57岁，农民。

1968年7月上旬患便秘纳减，腹部隐痛，经治无效。余诊之，面容枯瘦，脘部低陷，有动气筑筑，右腹部有圆形块状物4~5枚，推之能动，舌淡苔薄白，脉细，初断为气阴两虚，燥屎秘结。予增液汤配参、芪、麻仁、蒌仁之属，便仍未行，继用蜂蜜灌肠，亦未见效。

后询其平时怕冷，饮食喜热，脉细尺部重按无力，实是肾阳不足，寒凝气滞，肠道冷秘。成药半疏丸善通虚秘，中有硫黄热而不燥，补肾助阳，半夏辛能下气，正合斯症。乃嘱病家早晚各服半硫丸3g。服后次晨，下粪粒甚多，并见软便，按腹块状物完全消失，腹痛止，胃纳渐增。

转方用补中益气汤加肉苁蓉以益气助阳，服5剂。接服金匮肾气丸益肾固本而愈。从此虚秘一证，亦须细审阴阳之别，辨证准确，方能药到病除。

湿热留滞肠道兼气血失调之溃疡性结肠炎案

陈某某，男，40岁，职工，1970年9月19日就诊。

病人于1968年3月中旬渐发腹痛，大便成形而外带黏液脓血，直肠镜检查见肠面光滑，下端充血，有一绿豆大的溃疡出血。7次大便化验，均有脓细胞、红细胞及黏液。经本县及上海等地诊断为慢性溃疡性结肠炎。服西药及中药灌肠治疗，未获满意疗效。

◎ 刻诊：大便较硬，挟以黏冻或血丝、脓液，左腹部作痛，舌苔较厚腻，脉弦细。属湿热久留肠道，气血失调。治以清化肠道湿热，兼调气血。

处方：马齿苋 30g，秦皮 9g，银花炭 12g，白槿花 9g，制大黄 6g，望江南 9g，当归 12g，赤白芍各 9g，广木香（后下）4.5g，槟榔 9g，瓜蒌仁（打）12g，7 剂。

病人先后就诊 12 次，方药仅稍作变动，腹痛甚加川楝子、延胡索或乌药；胃脘不适加陈皮；大便干燥难解加蜂蜜。1971 年 2 月停药，共服中药近百剂，大便正常，无黏液血冻，迄今 6 年余，未再复发。

原按：大便挟黏液脓血，舌苔厚腻，证属湿热为患。慢性疾患，非旦夕可愈，因而我守住清肠解毒一法，病员耐心服药，病始告瘥。本方除瓜蒌仁外，是我治疗溃疡性结肠炎的基本方，其中马齿苋、金银花、秦皮、白槿花解毒清肠止痢，大黄、望江南通腑荡涤宿毒，配合木香、槟榔、当归、赤白芍调气和血，临床应用，收效较好。

湿热痢疾腹痛案

陆某某，女，32 岁。腹痛下痢 3 日，自服复方新诺明、呋喃唑酮等药，痢次有增无减，痢下赤白黏冻，日行十余次，里急后重，肛门灼热，脘痞纳呆，小溲色黄短少，舌红苔薄黄，脉濡滑。大便常规：脓血便，红细胞（+++），巨噬细胞（+）。证属湿热羁肠，清浊淆乱，气血瘀滞。治当清肠解毒，调气和血。用秦马清肠饮（自拟经验方）。

处方：马齿苋 30g，秦皮 12g，银花炭 12g，花槟榔 12g，酒制大黄 10g，白槿花 10g，望江南 12g，全当归 12g，赤芍 10g，白芍 10g，广木香（后下）10g，生甘草 3g，3 剂，日服 1 剂。

◎ 二诊：痢下见瘥，腹痛后重大减，续原方 3 剂，服后诸症悉平，大便镜检正常。

按： 张子和在《儒门事亲》卷一中认为"赤白痢不可区分寒热"，提出"此可分新旧而治之"。朱丹溪承前贤之说，对痢疾的病因，认为"皆湿热为本"，并进而提"湿热瘀积"之为病，"干于血分则赤，干于气分则白"。这些说法都是颇有见地的。是病暴痢，确系湿热为患。对于腹痛里急后重较甚者，以自拟方"秦马清肠饮"投之，收效颇捷。方中以马齿苋、秦皮为主，一酸寒、一苦寒，同归大肠、肝经，有清肠解毒之功，二药均对各型痢疾杆菌有较强的抑制作用，为治痢之要药；金银花、白槿花加强秦皮、马齿苋清热止痢之效；大黄、望江南、槟榔通下宿积浊邪；当归、白芍、木香调气和血，此正合《河间六书·滞下》所谓"后重则宜下，腹痛则宜和"及"行血则便脓自愈，调气则后重自除"的治疗法则。其中，望江南一味，有清热解毒，健胃通便，解痉止痛之功，余伍于治痢方中，似有增效之能。

疫毒热盛伤津之痢疾案

赵某某，女，38岁。病初恶寒发热，下痢赤白，里急后重，医用荆防败毒散加减，取逆流挽舟之法，不意形寒虽罢而壮热不已，痢次有增无减，已延一候，邀余出诊。

◎ 刻诊：体温40℃，下痢五色，昼夜三四十次，艰涩难下，胸腹灼热，腹痛较剧，脐旁筑动，肛门灼痛，烦躁不安，口燥唇干，时时求饮，不能进食，脉象细弦而数，舌前光红，根苔焦黑。证属毒热燎原，津枯肠燥，燥热毒盛，胶滞肠中。救焚刻不容缓，亟宜甘寒养阴，通腑解毒。

处方：鲜生地60g，鲜金石斛（先煎）30g，鲜沙参30g，白头翁12g，黄连5g，黄芩10g，黄柏5g，生大黄（后入）12g，秦皮12g，日服2剂。

◎ 二诊：身热略退，体温38.8℃，腹痛下痢次数均减，舌仍光红，根部焦黑，脉弦数较缓。邪热虽挫而肠腑毒滞尚恋，津伤未复，当鼓勇前进。原方加金银花炭10g。2剂，日服1剂。

◎ 三诊：身热渐退，体温37.5℃，脐筑渐平，大便解下臭秽甚多，腹痛后重显减，舌前光剥根苔薄黄。敌巢已毁，而余邪未尽，毒火伤津，下多伤阴，故阴津之伤一时难复。

处方：鲜生地 30g，金石斛（另煎冲）12g，北沙参 12g，白头翁 12g，秦皮 10g，金银花 12g，山楂炭 12g，白芍 10g，生甘草 3g，3 剂，日服 1 剂。

◎ 四诊：热退身凉，痢下腹痛脐筑均止。胃纳渐增，舌光红而润，根苔微黄。治以养阴生津，健脾和胃，以善其后。

原方加怀山药 12g，扁豆衣 12g，炒麦芽 12g。3 剂，日服 1 剂。

按：喻嘉言氏创"逆流挽舟"法，实为痢疾初起有表证而设。是病表证未解，而里热已盛，已非荆防败毒之所宜。况秋燥之季，刚燥过剂，难辞助纣为虐，热炽毒盛，消灼阴液，燥热胶结肠中，而为燥热之痢。前人谓：痢下五色相杂，为"湿毒甚盛故也"，张仲景更明确指出："五液注下，脐筑甚，命将难全。"此皆辨证不明所致，正如《景岳全书》所说："泻痢中虚实寒热，若四者不明，则杀人甚易。"在这阴伤液涸的情况下，故用大剂三鲜汤甘寒救阴，泻心汤导滞泄热，白头翁汤清热解毒，复方图治，渐见起色，使病情化险为夷，甚幸甚幸。三诊用山楂一味，取其消积化滞之能。近贤丁甘仁凡痢必用山楂，是从经验而得。

疫毒入营生风之中毒性菌痢合并中毒性脑病及肺部感染案

胡某某，男，18 个月。患儿于 20 天前因高热、惊厥，便下赤白黏冻，难以计次而往某医院治疗近 20 天，用过多种抗生素、激素，并先后输血 3 次，热减，便次亦稀。嗣后出院躁烦不宁，逗引无反应，彻夜不寐，并续发咳嗽气急。嘱转外地医院治疗。出院诊断为："中毒性菌痢合并中毒性脑病及肺部继发感染"。

患儿未去外地，转诊于余。身热，体温 38.2℃，大便日行三四次，溏薄黏腻，惊叫不安，神情失常，昼夜不宁，咳嗽气逆，舌边红赤，苔灰薄，脉细数。此乃疫毒蕴盛肠道，化火内陷入营，炼液为痰，上攻心肺，内动肝风。治宜清营解表，息风化痰。

处方：鲜生地 15g，薄荷（与生地同打）2g，金银花 10g，连翘 10g，丹皮 5g，天竺黄 6g，川贝母 3g，紫雪散（分次冲服）1 支，2 剂，日服 1 剂。

◎ 二诊：夜能入寐，烦躁亦减，逗引能笑，咳嗽气急减轻，热退未清，入睡有时惊醒，口糜舌碎，大便色青有泡沫，日行四五次。大便镜检：红细胞（++），脓细胞（++），黏液（+），舌红苔灰薄，脉细数。肠道毒热留滞，肝风未定。治从前法加入清肠泄热之品。

原方加制大黄炭 2g，细川连 1.5g，马齿苋 15g。2 剂，日服 1 剂。

◎ 三诊：大便色黄成条，略带黏腻物，胃纳较佳，神情渐趋正常，入夜时有烦躁，舌润，苔薄微黄。余邪未尽，心神欠宁。再拟清泄肠道，宁心化痰。

处方：制大黄炭 1.5g，马齿苋 12g，秦皮 6g，丹皮 5g，白芍 5g，朱茯苓 6g，陈胆星 3g，钩藤（后下）10g，合欢皮 6g，生甘草 1.5g，3 剂，日服 1 剂。

◎ 四诊：夜睡安宁，大便黏冻消失，胃纳增加。乃用太子参、北沙参、金银花煎汤代茶，调理数日，痊愈康复。

按：疫毒痢发病急骤，多见于禀赋较弱的儿童，其神昏惊厥等症状常出现在腹痛下痢之前，且往往能致内闭外脱。因小儿为稚阴稚阳之体，抗病能力较差，神经反应很不稳定。发病易虚易实，易寒易热。尚有"肝常有余，脾常不足"的特点，故多见消化道机能紊乱及神经系统容易亢奋的表现。这些都将对疫毒致痢病人的病势产生一定的影响。是病疫毒鸱张，内结肠道，陷入营分，上攻心肺，内动肝风。《中国医学大辞典》载奇恒痢条谓"此症下痢喉痛，气呛喘逆，由火逆攻肺，有立时败绝之势"，可谓危殆。故治疗抓住疫毒入营这一证结，先以清营汤、紫雪散等清营解毒，息风化痰，以达"透热转气"，继因肠道热毒滞留，加用大黄、黄连、秦皮、马齿苋等加强清泄肠道，终以风平神清，病入坦途。药证相符，卓见成效。

因长期服用鸦片正气大虚而
肠腑宿滞留蕴之痢疾案

1943 年秋，出诊常熟县瓦屑镇，病人宋某某，男，56 岁，颇有家业，佛教信徒，嗜鸦片，结发无出，侧室年轻。患痢疾 2 周，下痢日行 20~30 次，虚坐努责，痛苦不堪，热虽不重，而无清时，恶心不纳，体倦力乏。中药则藿、佩芳香化湿，芩、连苦寒泄热，白头翁、秦皮、金银花清热解毒，赤芍、白芍和营行血，木香、槟榔调气化滞，玉枢丹辟秽止恶、莫不通尝；西医静脉滴注葡萄糖支持，内服磺胺，肌肉注射痢疾血清，均无疗效。乃去城中迎来某某中医，察得当脐筑动，阴茎全缩，证为正气大虚，下元已败，冲脉动摇，浮阳上潜，实热是假，虚寒是真，急当扶元固本，唯恐不及。处方用吉林人参、五味子、山萸肉、怀山药、上肉桂、杭白芍、生龙骨、生牡蛎等。病家顾问较多，不敢轻投。其佛教友人某，力荐我去，研究此方当否？

余诊之，证为夫老妻轻，平时凿丧必多，下痢绝谷，中气必伤，但按腹拒痛，痢下臭秽，舌根灰浊，舌面较干，脉细而沉按有滑象。明明是肠腑宿滞留蕴，秽浊上冲，胃气不降，后天生化之源不续。孟河费绳甫说："五脏无论何脏之虚，而关于胃者，必从胃治，胃气有权，脏虚皆可恢复。"张子和说："陈莝去而肠胃清，癥积尽而营卫昌。不补之中有其补存焉。"故断然向病家说明，此方不可服。而病家对体力虚衰十分顾虑，乃用攻补兼施之法。

处方：酒制大黄 12g，炒枳实 12g，南楂炭 12g，川黄连 3g，淡吴萸 1g，金银花炭 12g，莱菔子 10g。

另：西洋参 10g，霍山石斛 12g，另煎冲服。服 2 剂。

续下宿物深黄如酱夹黏冻较多，热退恶止，能进流质和稀粥，精神安和，继用益胃之法，食欲正常，再进补肾而收全功。

病家问曰：西洋参与莱菔子同用，药力岂不对销？余曰：服参作胀，莱菔子下气消食，是除人参作胀碍食之弊，而不抵消参之补力。病属虚体实邪，参、莱同用，是相反相成，其效益新矣。

按：病人有吸毒之习而患痢，俗谓烟痢。因鸦片有麻醉止泻之用。于痢者常助病邪留恋，使轻证变重，重证致死者，屡见不鲜。《医门法律》云："凡治痢不审病情虚实，徒执常法自恃颛门者，医之罪也。"又谓："实者，邪气之实也；虚者，正气之虚也。七实三虚，攻邪为先；七虚三实，扶正为本……故医而不知变道，徒守家传，最为误事。"我选用"通因通用"之泄热导滞之品为主，即依"七实三虚"，以"攻邪为先"，尤其在莱菔子一味，能消滞理气，上下通达，使气行于血分之中。又虑其年近花甲，素禀不足，且患痢断谷益虚，故用参、斛攻补兼施。方中参、菔同用，消补各自发挥作用，可收相反相成之效。临床应用屡试屡效。

阳虚毒恋、虚实夹杂之痢疾案

胡某某，男，6岁。1942年夏秋之交，患痢疾，经多方医治少效，数月未愈，求诊于余。诊其患儿形容消瘦，两目少神，痢下赤白黏冻，腹中疼痛，并见脱肛，按其手足觉冷，脉象沉细。舌质淡红，苔前光剥，根部黄白相间。证属阳虚毒恋，虚实夹杂。治宜温清并施，方以《备急千金要方》加味白头翁汤去厚朴、龙骨。

处方：白头翁10g，秦皮10g，黄柏6g，黄连3g，干姜2g，当归10g，炙甘草3g，粳米1撮，阿胶（烊化）10g，赤石脂（包煎）20g，淡附片6g，茯苓12g，红枣4枚，服3剂。

药后肤温脉起肛收。续服3剂，下痢遂止，胃纳大增，调理数日而痊愈。

按：是病为邪热入于厥、少阴两经之候。热毒伤下焦血分，故便脓血；厥气横逆，故腹痛；而神倦肢冷，脉沉细又为少阴寒化之象。证情寒热虚实错杂，恐非纯清纯温所能奏效。故予《备急千金要方》白头翁汤颇适。本方由《伤寒论》白头翁汤、四逆汤、槐花汤，与《备急千金要方》驻车丸合方加厚朴、生龙骨而成，意取白头翁清泄肠中热毒，四逆汤回阳救逆，当归、阿胶以养阴血，槐花汤固涩之剂，温清并用，虚实兼顾，故取效神速。此皆效法后人经验所得。

肝火炽盛的冠心病案

费某某，男，47 岁，干部，1980 年 12 月 7 日初诊。

素患慢性咽炎，咽痛经常发作，1980 年 10 月 3 日因胸闷烦躁，头昏耳鸣，咽喉疼痛，吞咽如梗住入本院。由于左上胸有外伤史，胸痛不时发作，入院后，心电图检查正常，故胸闷胸痛不考虑"冠心病"，诊断为"神经官能症"，西医以一般对症处理，中医投以滋阴清水之剂，治疗月余，咽痛及食道梗阻感消失，唯胸闷烦躁未除。西医给予肌醇片，丹参片治疗 1 个月仍不见好转。眼底检查示动脉硬化 1~2 期，根据胸闷不除，血脂升高，"冠心病"的诊断可以成立，于 12 月 17 日会诊。

刻下：胸闷心烦，头昏失眠，胃脘嘈杂，咽中有火辣感，稍有咳嗽，脉弦。心肝火旺，肺胃受累，胃气失和，阴分虽亏，难用滋阴，姑拟泄肝降火为主。

处方：杭菊花 10g，决明子 12g，广郁金 10g，紫丹参 15g，净槐花 12g，生山楂 12g，炒知母 10g，川贝母 10g，茯苓 12g，京玄参 10g，粉丹皮 10g，炒陈皮 6g，3 剂。

二诊：12 月 21 日。睡眠好转，余症同时，拟原方加平地木 20g，山栀 10g，服 8 剂后，胃中嘈杂及咽中火辣感消失，唯胸闷烦躁不除，又以上方加入淡豆豉 12g，服 6 剂，

◎ 三诊：1981 年 1 月 8 日。胸闷心烦渐减，舌中花剥，舌边有紫气，上方加入养阴生津活血之品。

处方：南北沙参各 12g，麦冬肉 10g，紫丹参 15g，广郁金 10g，川石斛 12g，黑山栀 10g，京玄参 10g，淡豆豉 12g，生石决明（先煎）24g，山楂 12g，京赤芍 10g，红花 10g，全瓜蒌 15g。

上方服 5 剂，胸闷心烦消失，病情稳定出院，半年后路遇追询，旧病未发，正常工作。

按："冠心病"乃西医之名，以胸闷、胸痛为主，属中医学胸痹的范畴，多责之于气滞血瘀和寒凝痰阻，但临床上表现为阴虚火旺者亦可以见到。所谓火旺指肝经气火旺盛，治当清肝经气火，滋阴养液，少佐活血之品，方中槐花根据现代药理研究其中含有芦丁，可以改善血管壁的脆性，加水则分解产生槲皮素，可以扩张冠状动脉，改善心肌的血液循环，保证心肌的血氧供应，对维持心脏的正常生理功能有一定的作用。该例在临床上表现的烦躁一症，是热郁胸膈所致，佐以栀子除烦，在仲景以栀子豉汤治"心烦懊恼"的启发下，配豆豉以透解郁热，两药一清一透，郁热解则烦躁除。可见《伤寒论》中栀子豉汤，不仅治外感病中的心烦症，内伤杂病的出现心中懊恼烦躁属热郁胸膈者，用之有效。

痰浊痹阻、下寒上热之肺气肿伴冠心病案

翁某某，男，64 岁，退休工人。

病人有慢性气管炎伴肺气肿 10 余年，发现高血压病、冠心病近 10 年，常服氨茶碱、复方降压片、双嘧达莫等西药，血压波动不稳。1 个月前稍事倦劳，宿疾复发，即住院以降压、扩张血管及抗感染等常规治疗，症情未见明显好转。

于 1983 年 12 月 12 日邀余会诊，自诉胸部憋闷难受，或时悸荡，咳嗽气逆，咯痰黏稠，头觉昏晕且痛，唇舌碎腐赤痛，口中做干，形体畏寒，小便清长，纳谷不馨，观其舌质暗红，苔中心滑腻，切其脉细弦带滑，两尺弱软，偶见结代，血压 210/110mmHg，余思之，以证舌而论，痰浊痹阻，胸阳失于舒展为当务之急；年逾花甲，肾精不充，风阳亢扰于上，故眩晕、唇碎口干，舌红等相应而至；肾为水火之宅，阴阳互根，阴损及阳，阳衰温煦无力，故见下焦虚寒之象，形寒溲清，尺脉虚弱即是明证。本证正虚邪实，下

寒上热，阴阳互病，错综复杂。治疗颇感棘手。欲温其阳，则烽火愈烈；独清其火，则更伤其阳；且痰浊格痹，应首当顾及。

《内经》云："间者并行""寒热温凉，反从其病"，今宗其旨，拟方如下。

处方：炒瓜蒌 12g，薤白头 10g，制半夏 10g，黄芩 10g，丹皮 10g，石决明（先煎）30g，淫羊藿 20g，丹参 10g，降香 10g，鱼腥草 30g，3 剂。

◎ 复诊：病人喜告，胸闷释去大半，诸恙也减，苔腻也化，代脉未现，效不更方，续服 3 剂。尽剂后胸闷眩晕皆息，神旺纳增，血压降至 180/100mmHg，舌红苔净，脉细略弦，继以生脉散加淫羊藿、石决明、夏枯草、丹参、降香，调治二旬出院。

按：方中炒瓜蒌、薤白头、制半夏化痰泄浊，通痹散结，舒其胸阳；黄芩、丹皮、石决明平肝清热，制其阳亢；淫羊藿温阳而不燥，壮其肾阳；丹参、降香化瘀降气，善治胸痹疼痛；鱼腥草清肺止咳，消炎解毒，为辨病用药。复制其方，温补清泄，熔于一炉，共奏良效。

血虚厥寒之头痛案

沈某，女，30 岁，工人，1979 年 10 月初诊。

头痛 3 个月余，疼痛呈阵发性，发作时疼痛急剧，甚则冷汗淋漓，夜不安寐，服西药止痛剂、中药息风潜阳之品迄无一效。视其面色青黄，舌质淡而有紫气，按脉沉细，与风阳上扰、阴虚火旺之头痛显然有别。余暗暗思忖：一味散风，是浮于表而失之于里，姜附散寒温中，却不能入于脉，归、杞、萸、地养血涵肝，恐病急药缓，难收捷效。惟当归四逆汤最为适合。仲景立证，要而不繁，"手足厥寒，脉微欲绝"寥寥八字却囊括该证的主证及病机。血虚厥寒之见证纷繁，或身痛，或头痛，或腹痛，或肢冷，或冻疮，或寒疡，难以尽述，但只要见此八字，便能拨开枝蔓而见根源。本证虽为头痛，然痛而冷，脉沉细，厥寒之证明矣。疏方如下。

处方：川桂枝 3g，白芍 10g，当归 12g，北细辛 3g，生甘草 3g，川芎

10g，蔓荆子 12g，生龙骨 15g，生牡蛎 30g，3 剂，每日 1 剂。

◎ 二诊：药后疼痛时间缩短，出汗减少，而觉怕冷。恐病久络中留瘀，转方加桃仁、红花，加重川芎，增散风活血止痛之效。5 剂后痛定汗收，顽疾竟得霍然而愈。

原按：当归四逆汤首载于《伤寒论》，是治血虚厥寒之方，原文曰："手足厥寒，脉微欲绝者，当归四逆汤主之。"此多平素营血不足，而寒气客于脉中，营卫之气郁闭之故。阳气不达手足故冷，脉微欲绝是阳虚血弱之征。方取桂枝汤调营卫之气，当归和肝血，细辛散里寒，木通利血脉。凡关节痹痛、冻疮、雷诺病属血虚厥寒者，投之每有良效。此外，余用治顽固性头痛，亦多效验。

肝火阻络之三叉神经痛案

周某某，男，48 岁。初诊：1980 年 9 月 4 日。

牙龈及右侧头面刺痛，牙关紧闭难以进食，经上海某医院神经外科检查，确诊为"三叉神经痛"。刻下胸闷叹息，口干脉弦，舌红苔黄厚，证属肝郁化火，侵犯阳明之络。拟从凉肝清胃，通络止痛。

处方：石决明（先煎）30g，粉丹皮 10g，细川连 3g，炒升麻 6g，大生地 12g，青橘叶 10g，全当归 12g，玉泉散（包煎）20g，炒陈皮 6g，忍冬藤 30g，丝瓜络 10g，路路通 10g，3 剂。

◎ 二诊：1980 年 9 月 16 日。胸闷消失，疼痛减轻，舌质略有裂纹，苔薄脉弦，实火将去，营阴不足，络气未和。拟方于甘寒之中反佐以辛通。

处方：石决明（先煎）30g，甘菊花 10g，炙僵蚕 12g，北细辛 3g，玉泉散（包煎）20g，大生地 12g，嫩钩藤（后下）12g，刺蒺藜 12g，赤白芍各 10g。

服 5 剂后，症状全部消失，后遇询之，3 个月未复发。

按：面部经络分布较密，三叉神经分布之处是肝胆和胃经分布之所，胃火上炎则牙龈疼痛，肝火上炎则目珠疼痛，胆火上炎则偏头痛。所以本例三叉神经痛实由肝胆之火升腾无度而致，故以石决明平肝潜阳，丹皮、黄连泻火，生地、当归凉血益阴，滋补肝体，升麻清热解毒引诸药上行，青陈皮疏肝和胃，以防寒凉碍胃之弊，忍冬藤、丝瓜络、路路通、橘叶通经和络，活血止痛，二诊中配以细辛专治"头痛脑动""除齿痛"配石膏、生地以制约辛温之燥，无助火伤阴之弊，方药紧扣病机，故奏良效。

上实下虚之高血压案

张某某，男，年已花甲，形体丰腴，红光满面，半年来血压偏高，波动于（200~160）/（110~90）mmHg 之间。

1979 年深秋停服西药来我处求诊。主诉头晕而胀，腰酸腿软，牙齿松浮，难以咀嚼，尿后余沥不尽，视其舌质较红，舌苔根部微黄，察两脉寸关有力，而两尺弱不应指，明是肝肾亏虚之证。余曰：人年四十，阴气自半，况乃过之，年渐高，阴渐亏，阴精既亏耗于下，则肝风浮摇而上，扰动清空，则头昏胀，血压波动不定。肾主骨，齿为骨之余，腰为肾之府，肾虚故腰膝酸软，牙齿松浮。肾虚不摄，故尿后余沥不尽。阅所服之方，皆平肝息风，清肝凉肝之品，病根在下，徒清泄肝木风火，是舍本逐末之治也。遂以杞菊地黄汤加减，补肝肾，壮腰膝。

处方：熟地 12g，怀山药 12g，白芍 10g，枸杞子 12g，甘菊花 10g，石决明（先煎）24g，菟丝子 12g，狗脊 12g，川断 12g，骨碎补 12g，桑寄生 12g，鸡血藤 15g，怀牛膝（盐水炒）12g。

连服 15 剂，齿浮明显减轻，头晕膝软诸证亦有好转。因思肾藏精，草木无情，乃加血肉有情之品填补之，遂将前方加入鹿角胶 10g，另炖烊后分 2 次冲服。剂后，精神颇爽，步履稳健，血压稳定在正常值内。

痰闭窍络之高血压案

陈某，男，65岁，1972年4月12日初诊。旧有眩晕，血压偏高。近因心境不悦，于3日前陡然跌仆，人事不省，左手足不用，口眼㖞斜。视之形体丰腴，口噤气粗，舌红，苔灰黑厚腻，二脉弦滑，良由体丰气虚，湿胜痰盛，内风上旋，痰热蒙蔽上窍，堵塞神明所致。《金匮要略》云："邪在于络，则重不胜，邪入于腑，即不识人。"此中脏腑之重症也，治拟豁痰息风，清脑开窍。处方以导痰汤加钩藤、石决明、九节菖蒲、远志、桑寄生、生山楂，3剂后，人事渐清，后予温胆汤、地黄饮子等方加减出入，调治月余而诸恙趋愈。

按：《丹溪心法》云："中风大率主血虚有痰，治痰为先，次养血行血。"又云："东南之人，多是湿土生痰，痰生热，热生风也。"故痰是中风的重要病理因素之一。如痰蒙心窍，则猝然昏仆，喉间痰声辘辘，不省人事；痰阻廉泉则语言謇涩，甚或舌喑不语；痰窜络道，可见肢体麻木，甚则痿废不用……因此，豁痰开窍是治疗中风的一个重要法则。在临床上，痰之为病往往与风、火、瘀等病理因素互为因果，辨证施治时徒难分割。

是证有两点值得辨析：一是灰黑之苔，何为痰也？方书记载，灰黑之苔，均主实热或虚寒，非是燥屎内结，真阴告竭，即指元阳衰微，症情殆危。而本例大便日行，腹无满痛，决非腑气不通而致，从脉证而言，亦无阴阳涣散之象。本人所遇中风病人，灰黑苔而用化痰浊而得消者不乏其例。二是喉间无痰鸣，何为痰也？本人经验，辨中风为痰患，主要是依据形体、神志、苔脉而定，清代名医王孟英有言："痰在络中，如何自吐，岂可以不见痰而遂云无痰乎。"前人所见，决非虚语。

产后气血不足卫表不固之多汗案

沙某某，女，27 岁。1978 年秋天新产之后，出汗颇多，一昼夜要换衣六七次。询得汗前浑身发热，汗后胸背怕冷，心悸不宁，中脘隐痛，夜寐不熟，乱梦纷纭，因思卫阳不足，卫表不固之汗，多肤冷，今烘热先起，当与浮阳内动，心气不敛有关。大凡产后，百脉空虚，阴血匮乏。心失所养，则心悸，失寐，多梦；下虚冲气上逆，则为脘痛。治当益肾养心，补气血，潜浮阳。又恶露未尽，胞中尚有瘀滞，兼顾之。

处方：潞党参 15g，炙黄芪 15g，五味子 10g，麦冬 10g，淡附片 5g，煅龙骨 15g，煅牡蛎 30g，生熟地各 10g，朱茯苓 12g，浮小麦 10g，川断肉 12g，春砂仁 3g，焦楂炭 12g，糯稻根 20g，5 剂，每日 1 剂。

◎ 二诊：汗出减少，睡眠甚香，然中脘隐痛，恶露未止，原方去生地、川断，加炮姜炭、失笑散，又服 10 剂后，汗渐止，恶露除，胃脘痛亦平，是气血得复，冲逆平，浮阳潜之象。遂去附子、煅龙牡、麦冬，以甘温养心脾善后。病人曾服过数十剂益气固表，酸敛固涩之品，只因未顾及调整脏气之偏差，一味止汗，终无佳效。

产后肺脾气虚、血弱营滞之癃闭案

袁某某，女，30 岁，纺织工人。

1980 年 8 月 5 日初诊。剖腹产后 7 天，小便闭塞不通，保留导尿，恶露未净，大便干燥，自汗盗汗，纳少体倦，苔微黄略厚，脉右沉滑，左细数。产后肺脾俱虚，血弱营滞。拟方补中益气，酌加宣肺化瘀之品，以通调水道。

处方：党参 12g，柴胡 6g，当归 12g，炙黄芪 12g，升麻 6g，枯梗 6g，炒枳壳 10g，炒白术 10g，炒黄芩 10g，杏仁 12g，桃仁 12g，宣红花 6g，炙甘草 3g。服 1 剂小便即通。继服 1 剂。病愈出院。

按：夫后天之气，来自脾肺，脾气不升，肺气不降，升降失常，水道难以通调，此即"中气不足，溲便为之变"是也。本例本虚标实当以本虚为主，遵"有形之血，其生也渐，无形之气，在所急补"之意。用补中益气汤补其脾肺之气，使脾气旺则营血得以资生，肺气足表卫得固，通调水道之功自复。产后瘀露未尽，用桃仁活血化瘀，黄芩清利湿郁瘀阻所生之热。杏仁、桔梗升泻肺气，取提壶揭盖之意。枳壳下气，一升一降，复其清升浊降之常。《景岳全书》说："小水不通为癃闭，此最危急证也……今人一见此证，但知利水，或用田螺罨脐之法，而不辨其所致之本，无怪其多不治也。"本人早年治一中年产妇，产后癃闭半月，时在仲冬，用导尿急救，配合中药田螺、冰片等罨脐，产妇觉腹中冷痛而尿仍闭，改投生化汤合补中益气汤加桂枝 12g，服 3 剂，恶露下行，小便畅通。前人所见，询非虚语。

产后瘀阻胞宫、肠道积滞之癃闭案

方某某，女，37 岁，工人。1978 年 10 月 13 日初诊。

产后 5 天，小便点滴全无，经保留导尿 4 天，拔管后仍然闭而不通，少腹膨隆，恶露不畅，宫底在脐下三横指，大便秘结，盗汗颇多，舌苔微黄带腻，脉细而数。病属瘀阻胞宫，郁于下焦，滞其升降之机，拟用生化汤加减。冀其瘀行而通调复常。

处方：当归 10g，川芎 6g，桃仁泥 10g，失笑散（包煎）20g，山楂炭 12g，郁李仁 10g，车前子（包煎）12g，益母草 12g，炙甘草 3g，服 3 剂。

◎ 二诊：10 月 16 日。恶露行而不多，宫底在脐下四横指，二便依然未通。原方加宣红花 10g，火麻仁 12g，3 剂。并继续保留导尿。

◎ 三诊：10 月 9 日。恶露畅行而未净，宫缩已复正常，试拔导尿管，小便仍然不能自解，大便十日未行，少腹扪及条索状物，汗多乳少，两脉细数。胞瘀已行，腑气未疏，久则阴阳两虚也。拟方《女科辑要》之益气通脬饮加入缓下之品。

处方：太子参 15g，炙黄芪 12g，麦冬肉 10g，通草 5g，当归 12g，川芎 5g，桃仁泥 10g，益母草 12g，生甘草 3g，玄明粉（分冲）10g，生首乌 12g，决明子 30g。

1 剂后，大便畅行，试拔除导尿管，小便自解。后因出汗乳少，予下乳涌泉汤，加入益气阴之品调理而愈。

按：本例病机亦属本虚标实，而以标实为主，先用生化汤加减，化其胞中瘀血，复其宫缩正常。而胞瘀已行，水道通调为何不复？悟必因产时努挣太过以致气陷，是以小便不通，此其一也；广肠积粪前压尿道，膀胱气化失职，不能通调水道，此其二也。拟益气通脬饮补益气阴，同时取用调胃承气意通行大便，虚实兼顾。制方选用玄明粉、甘草，并以生首乌、决明子代大黄，盖二药均含有蒽醌类致泻成分，能促进肠道蠕动，且首乌养血补肾，决明子明目补肝，均有润肠通腑功能，而无伤中破气之弊。药后，大便得下，肠痹甫解而膀胱功能旋复。《类证治裁》"先通大便，水道自行者"，即指此而言。

老年膀胱气化失司肾虚湿热入侵之癃闭案

翁某某，男，69 岁，华士公社农民。

1982 年 2 月 25 日初诊。排尿困难已半年，时缓时剧，近 3 天来尿频尿急，小便滴沥不爽，其痛不堪揉脐，小腹胀急，来本院住院治疗。西医诊为前列腺肥大继发感染。处以导尿，内服抗生素、呋喃妥因、乙蔗酚。服药后恶心纳少，故拒服西药，症未缓解。诊得脉象细数，舌苔黄腻。此乃高年肾虚，膀胱气化失司在前，湿热乘虚入侵于后，小便滴沥不爽为癃，尿道疼痛为淋。拟方滋肾通关丸合八正散加减治之。

处方：黄柏 10g，知母 10g，肉桂 3g，生地 12g，瞿麦 12g，萹蓄 12g，

炒黄芩 10g，天青地白草 15g，碧玉散（包煎）10g，服 3 剂。

拔出导尿管，小便自解，尿道尚有刺激感。原方加生苡仁 12g，石苇 12g。服 3 剂后痊愈出院。

嘱其带回知柏八味丸 120g，早晚各服 6g；金匮肾气丸 60g，早晚各服 3g，用温水送服，以资巩固，半年后随访，未复发。

按：戴桐认为"癃淋实一声"，而本例小便困难为癃，尿急尿痛为淋，实为二病合一，非癃淋一声。若由结石堵塞尿道，癃而且痛，书称"石淋"，除去结石，癃淋并解，斯称癃淋一声，庶无误矣。故古人立说，必有所见。

本人治疗前列腺肥大引起癃闭者，喜用滋肾通关丸加入生地、苡仁、天青地白草，收效较为理想。癃闭虽由膀胱气化失常所致，而气化实为肾所主持，肾属水火之脏，故以肉桂益命火助气化；生地伍知母以滋肾水；补真阴取其阳生阴长之意；黄柏坚阴益肾，清热降火；苡仁健脾渗湿，可消内痈。此五味寒温滋燥合用，则气化可展而湿热易除，关窍自通。加天青地白草者，取其清热解毒，活血消肿，为辨病用药。如兼有湿热蕴结下焦者，合用八正散等，直入下焦以清利湿热。

老年肝肾亏虚、三焦不通之癃闭案

任某某，女，69 岁，上海退休教师，1980 年 5 月 2 日就诊。

自诉半年前患肝硬化腹水，经上海等地中西医结合诊治，腹水消退，症状改善。4 月中旬因伤食腹泻，4 天后泻止而出现小便频急难忍，甚至点滴不通。经住院保留导尿 10 天。拔出导尿管 2 次，未能自动排尿，邀余会诊。刻下形容憔悴，消瘦乏力，右胁时痛，少腹拘急，大便溏薄，苔薄微黄，舌边映紫，脉右细弦，左弦滑。证属湿热内恋，瘀滞肝络，厥气横逆，复伤于食。中土无有不虚之理；况年近古稀，肾气不充，膀胱气化失利，亦应虑及。拟以宣通三焦，新旧兼顾。

处方：杏仁 10g，桔梗 5g，蒲公英 20g，蛇舌草 30g，柴胡 6g，郁金 10g，丹参 15g，升麻 6g，炒枳壳 12g，炒枳实 12g，黄柏 10g，知母 10g，肉桂 2g，土茯苓 12g，蟋蟀干 7 对，党参 12g，炒白术 10g，1 剂后小便即通。续服 2 剂，痊愈出院。迄今未见复发。

按：本病例于泄泻之后，疑为膀胱无水，水泉枯涸所致，但膀胱盈满，舌脉未现阴伤液涸之象，绝非无水不通，而旧患肝疾，虽经治疗好转，但肝络余邪未净，移碍膀胱，亦为本病致癃之一因。病机复杂，遣方用药亦应全盘斟酌。方中杏、桔升宣上焦肺气，此所谓开其上闸即启其下窍之意；党参、白术、升麻益气举陷，伍以枳壳、枳实宽中下气，调节中州升降；滋肾通关丸激发下焦肾与膀胱之气化；重用蟋蟀干，取将军之力，直达膀胱，通利溺窍之闭塞，现代药理报道本品可振奋膀胱括约肌，缓解输尿管痉挛。诸药合用，能斡旋三焦，使决渎有能，气化得复。而用柴胡、郁金、丹参、蒲公英、蛇舌草、土茯苓以活血化瘀，清热解毒，协调肝脾，是针对肝邪未尽，瘀热滞络而设。组方似乎庞杂，但结构严谨，故收效之速，出人意料。

肾阳亏虚，寒邪入络之腰痛案

夏某，男，56 岁，1973 年冬月来诊。病人形体丰腴，阳气素虚，诉其 1971 年 10 月患坐骨神经痛，经注射维生素 B_1、B_{12} 及接受针灸治疗好转。近日因劳累后疼痛发作，右下肢不能抬举，无法步履，扶杖而行。1 周来疼痛持续，再用前法无效。检查：腰部脊柱侧弯，于第 4、5 腰椎间有明显压痛，右下肢内收外展活动均受限制，直腿抬高试验阳性（30℃内）。询及口淡不渴，畏冷，小便清长，苔薄白，脉缓。病属肾阳亏虚，寒邪乘袭，经络之气遏阻，投阳和汤加味治之。

处方：熟地 30g，炒白芥子 6g，鹿角胶（另炖烊化冲服）9g，肉桂 3g，炮姜炭 3g，炙麻黄 3g，当归 9g，怀牛膝 12g，生甘草 3g，3 剂。

药后疼痛减半，续服原方 20 剂，腰部及右下肢酸痛消失，运动自如，步履不需扶杖，而右下肢外踝处尚有轻微的压痛，其他均无异常。

按：阳和汤不但善治虚寒阴疽，对关节痹痛属虚寒者，亦可获效。因其有温经散寒之功。余历年每宗阳和汤加减，取补中兼透、刚中掺柔之性，效佳而少弊端。

本例病人年逾五旬，痹痛剧发。伴见口淡不渴、小便清、苔白、脉缓等虚寒征象，故治从温经散寒。凡人过中年，阳气日衰，肾督精气匮乏，络中空虚，以致痹痛缠身。祛风散寒、虫类搜剔仅能获效于一旦，而久用亦有伤气耗血之弊。阳和汤中熟地、鹿角胶补精血，温肾阳，肉桂、炮姜温经通络，麻黄散寒达表，白芥子止痛散结，甘草调和诸药，合而成方，能振奋阳气，使风寒湿邪得以消散，又加当归和血养血，牛膝补肝肾、利腰膝。所以熟地重用，借其滋柔之性，既填补肾中阴血，又防诸药辛热助火。用药中肯，故取效较好。但阳和汤究属温热大剂，如口苦、溲热、便秘、舌红者，不宜妄用。

胆热上犯肺窍之副鼻窦炎案

病人顾某某，女，31岁，1983年12月15日就诊。

病经13载，鼻塞头痛，浊涕如泉水涓涓不断，嗅觉失灵，时有鼻衄，口苦咽干，苔薄黄，脉弦滑，经五官科及X线确诊为"副鼻窦炎"。证属胆经之热上升，肺窍失利。治以清胆热、宣肺窍。

处方：苍耳子12g，辛夷花10g，炒栀子12g，丹皮10g，葛根15g，蒲公英20g，白芷6g，薄荷（后下）6g，大川芎5g，酒大黄10g，5剂。

◎ 二诊：鼻塞头痛均减，浊涕也少，仍有少量衄血。上方加杭菊10g，白茅花炭3g，5剂。

◎ 三诊：药后鼻衄已止，余症大减，口中略干，舌红苔薄黄。上方去茅花炭，加南沙参12g。续服30余剂，诸恙均除。

《素问·气厥论》曰："胆热移于脑，则辛頞鼻渊。"胆热上熏，郁邪久留肺经，清阳不升，浊气失降，壅滞肺窍而成是证。方中用大黄者，可制葛根、川芎等升散太过，又可引胆热下行，使升降得宜，故竟全功。

肺窍异物外伤之慢性副鼻窦炎案

日本《皇汉医学》有"清川玄道主张，葛根汤治脑漏，宜加大黄、川芎"的记载，其作者汤本求真氏认为"以葛根汤加桔梗、石膏，或加桔梗、薏仁为优"，临床验之果颇效。

华士镇自由街，汪某之孙女于 2 岁时，患鼻塞，流浊涕不止，经有半载，西药抗生素使用无计，网无疗效。五官科检查：鼻黏膜充血、肥厚，中鼻甲肥大，中鼻道狭窄并有脓液流出，诊断为慢性副鼻窦炎，嘱其手术治疗。家属因经济拮据，又怜其年幼，畏其手术之苦而拒之。于 1958 年邀余诊治。详询患病之始，乃由邻居顽童玩耍时，不慎将香烟锡纸卷成条状塞进鼻窍，当时家长未予发现，俟后锡纸虽经挖出，但浊涕常流，如髓如脓，腥臭难闻，苔黄白相间。余思之，肺窍异物受之，中医也认为系邪侵，邪郁久留化热，蕴毒化脓，遂疏方。

处方：葛根 3g，净麻黄 0.6g，桔梗 1.5g，白芍 1.5g，生黄芪 6g，苍耳子 3g，辛夷 3g，川芎 1.5g，玉泉散（包煎）12g，薏仁 6g，生姜 1 片，红枣 2 枚，3 剂后即臭涕减少，症状大减。家属视方如神，药价又廉，原方连续服用 34 剂，诸恙告瘥，五官科复查亦一切正常。

按：方中葛根汤解肌散邪，石膏清其郁热，张锡纯对此十分推崇，谓"石膏之性，善治脑漏"，苍耳子、辛夷各 3g，川芎祛风通窍，生黄芪、薏仁托毒排脓，桔梗载诸药直达病所，有利于开上宣郁之药发挥效能。是证迁延半年，未因炎症而纯用清热解毒、乃从整体着眼，使肺气取宣，郁热得清，则窍道得畅，此为治病之道也。

温毒入血之紫癜性肾炎案

钱某某，男，11 岁，1980 年春感风温，发热咽痛，继则遍身出现紫斑，小便化验出现蛋白、红细胞、颗粒管型等，但无浮肿，西医诊断为"紫癜性肾炎"，给以青霉素、泼尼松、氯苯那敏、吲哚美辛、氯喹、芦丁等药物，症状略有好转，但是尿检蛋白始终不能转阴，已延半年多，邀余诊治。

余思：温毒之邪先侵肺卫气分，搏结不解，遂内入血分，瘀热内结，血不循经而渗于肌肤，故为瘀斑片片。《温热论》说"入血就恐耗血动血，直须凉血散血"，治宜凉血散血治法。悟及山西省中医研究所订立的"益肾汤"颇适，遂疏方以当归、赤芍、桃仁、红花、川芎、丹参、益母草活血化瘀；金银花、板蓝根、紫花地丁清热解毒，充裕肾阴，攻补兼施。5 剂后，紫癜消失，尿中蛋白由（++）减少为（+），又以上方稍事加减，服百余剂，病乃痊愈。

有学生问曰：既是肾炎，为何不辨肺、脾、肾三脏功能之偏差，按水气病论治？余曰：若肾炎见浮肿尿少者，可按水气病论治，或以越婢汤发越水气，或以防己茯苓汤固表利湿，或用肾气丸温阳化气利水……然该证并无浮肿，而见瘀斑，实是温毒内结血分，与水气病的病理机制迥别。若套用水气病之方药，岂非张冠李戴？中医之治病，贵在辨证，中西医病名机械相等，无怪乎立法失误，戒之戒之。

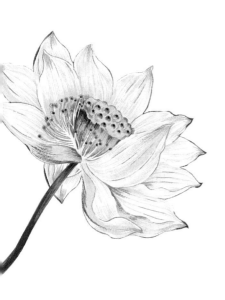

叶氏方歌

中医学诊病处方，理法方药，君臣佐使，配合精当，甚为严谨，初学者往往会感到入门之困难。叶秉仁先生在漫长的临床实践中，带教了大量学生，其中不乏中医学徒、赤脚医生、红工医（厂医）、中医院校实习生、西学中的技术骨干、进修生等。他们在临证时常会遇到"方剂药物记不清"的困难，虽然古已有多种"古方记忆"书籍或"汤头歌诀"，但现代人往往遇到"古文不适应"，或"文辞冗长"等麻烦，影响学习效果，怎么办？

叶老先生为此动脑筋、想办法，用现代思维针对常用方自编了许多"汤头歌诀"，受到了学生们的普遍欢迎，有的学生尊称其为"叶氏方歌"，为提高学生们的学习效果起到了积极作用。

这些"方歌"颇具简单明了的特点，通常每种药物只用药名中的一个字作代表，一般每首方歌只有1~2句七言律，不拘泥于格律，两句者尽量保证最后一个字的押韵（多数按普通话），以便顺口好背，重点是记忆方剂中的药物名称。但叶老先生反复强调：必须在理解方剂的基础上再背诵，首先要掌握功用主治，不能乱来；《方剂学》里一般均有"方解"或"按"，那是为了让读者了解组方原理，初学者必须理解，有利于记忆，并指导加减。许多学生深得启发，觉得临证实习很有收获，特别是独立看病处方时，常收"心中有方，下笔不慌"之效。

可惜的是在叶老先生生前未能就此进行系统总结，好在他这种记忆方剂的办法特点已被学生们了解，他们常能通过模仿的方法自己编"方歌"，既记忆了方剂，也提高了学习的兴趣。本次整理只是根据在日常交流中记下的方歌，归纳了其编写特点，以供初学中医者参考。

仅有2~4味药的方剂一般只背一条七字句，往往是方名＋主要功效（或药名）。有时虽然只要背一句，但容易与类似方子混淆，可将它们放在一起背，通过鉴别而精准记忆。药物较多的方剂，多需背两条七字句，可有多种组合形式，其中第一种组合往往是一句背药名，另一句背功用。两条七言句的第二种组合，第一句往往是功能＋方名（或方名＋药名）；另一句纯为药名。两条七言句的第三种组合，把其中一条七言句想象成某种场景或活动（情景记忆法）。两条七言句的第四种组合，用于药味特别多的方剂内，可用其中包含的小方子来代表几种药，或将有同一个字的几种药物归在一起，以节省篇幅。

1. 只背一句七言律，适用于仅有 2~4 味药的方剂，往往是方名 + 主要功效（或药名）

麻杏石甘汤（《伤寒论》）：麻（黄）杏（仁）石（膏）甘（草）平热喘。

注： 背诵时，括号里的字可不背，而仅背诵括号外的字，并依靠这个字来记忆包含该字的完整药名（以下同）。事实上有许多方剂的方名就是由药名组成的。

茵陈蒿汤（《伤寒论》）：茵陈蒿汤栀（子）大黄。

玉屏风散（《世医得效方》）：玉屏风散（黄）芪（白）术（防）风。

外感咳嗽方（叶氏经验基本方）：杏（仁）（紫）菀前（胡）桔（梗）（甘）草咳方。

注： 临证时以此为基本方，适当加减。

龙蒲茅车汤（叶氏经验基本方）：龙（胆草）蒲（公英）茅（草根）车（前草）ALT 降。

嗓嘶方（叶氏经验基本方）：嗓嘶胖（大海）（玉蝴）蝶（麦）冬（煨）诃（子）蝉（蜕）。

银翘青板汤（叶氏经验基本方）：（金）银（花）（连）翘（大）青（叶）板（蓝根）病毒方。此方常用于治疗乙脑等病毒感染性疾病。

2. 只背一句七言律，遇到容易混淆的方子，可将他们放在一起背，通过鉴别而精准记忆

四逆散（《伤寒论》）：柴（胡）（白）芍枳（实）（甘）草四逆散。

四逆汤（《伤寒论》）：回阳四逆附（子）（干）姜（甘）草。

注： 细辨四逆散与四逆汤的区别。

参附汤（《正体类要》）：回阳救脱（人）参附（子）汤。

注： 注意与四逆汤的差异。

四君子汤（《和剂局方》）：（人）参（白）术（茯）苓（炙甘）草四

君子。

理中汤（人参汤）（《伤寒论》）：（人）参（白）术（干）姜（炙甘）草理中汤。

注： 两方有一字之差。

六君子汤（《医学正传》）：四君半（夏）陈（皮）六君方。

注： 四君子汤加半夏、陈皮成六君子汤。

大承气汤（《伤寒论》）：大承（芒）硝（大）黄（川）朴（枳）实齐（四味药齐全）。

小承气汤（《伤寒论》）：小承去（芒）硝力较微。

调胃承气汤（《伤寒论》）：调胃承气（芒）硝（大）黄（甘）草。

注： 大承气汤、小承气汤、调胃承气汤三张方子放在一起读，容易看出其差异。

四物汤（《和剂局方》）：（当）归（川）芎（熟）地（白）芍四物汤。

桃红四物汤（《医宗金鉴》）：调经活血桃（仁）红（花）帮。

注： 四物汤与桃红四物汤二方放在一起很好背。

黄连解毒汤（《外台秘要》）：黄连解毒（黄）柏栀（子）（黄）芩。

三黄泻心汤（《金匮要略》）：三黄泻心军（大黄）（黄）连（黄）芩。

注： 两方仅二黄（连、芩）相同。

3. 两句七方律，多用于药物较多的方子

第一种组合：往往是一句背药名，另一句背功用。

桂枝汤（《伤寒论》）：桂枝芍药（生）姜（大）枣（甘）草，调和营卫解肌表。

麻黄汤（《伤寒论》）：麻黄桂枝杏仁（甘）草，宣肺平喘表汗潮。

四七汤（《和剂局方》）：四七汤治梅核气，半（夏）（厚）朴（茯）苓（紫）苏（生）姜（大）枣医。

白虎汤（《伤寒论》）：白虎汤证治四大（大热、大渴、大汗、脉洪大），（生）石膏知母（甘）草（粳）米加。

痛泻要方（《景岳全书》）：痛泻要方调肝脾，（白）术（白）芍防风与陈皮。

生化汤（《傅青主女科》）：生化汤宜产后尝，（当）归（川）芎桃（仁）（炙甘）草与炮姜。

丁香柿蒂汤（《症因脉治》）：丁香柿蒂人参（生）姜，温中补虚呃逆降。

青蒿鳖甲汤（《温病条辨》）：青蒿鳖甲（细生）地知（母）丹（皮），暮热是从阴虚来。

阳和汤（《外科全生集》）：阳和汤治阴疽寒，鹿（角胶）（熟）地麻（黄）（白）芥（子）（肉）桂（炮）姜（生）甘（草）。

导赤散（《小儿药证直诀》）：导赤生地竹（叶）木（通）（甘）草，清心泻火又利尿。

止嗽散（《医学心悟》）：止嗽散治寒咳型，百（部）白（前）甘（草）桔（梗）陈（皮）（紫）菀荆（芥）。

犀角地黄汤（《备急千金要方》）：犀角（生）地黄芍药丹（皮），热盛动血扰心安。

第二种组合：第一句往往是功能 + 方名（或方名 + 药名）；另一句纯为药名。

一贯煎（《柳州医话》）：阴虚胁痛一贯煎，（生）地（当）归（北）沙（参）（枸）杞（子）麦（冬）川楝（子）。

黄土汤（《金匮要略》）：便血健脾（灶中）黄土汤，（阿）胶（黄）芩（白）术（炮）附（子）（炙甘）草（干）地黄。

参苓白术散（《和剂局方》）：（人）参（茯）苓白术（炙甘）草脾健，砂（仁）山（药）桔梗（白）扁（豆）（薏）苡（仁）莲（子肉）。

复元活血汤（《医学发明》）：复元活血柴（胡）（当）归天（花粉），（山）甲（甲）草桃（仁）红（花）（酒炒）大黄煎，（木）香延（胡索）乳（香）没（药）肠粘连。

在复元活血汤的基础上适当加"香、延、乳、没"之类，可用于肠粘连的观察治疗。

柴胡疏肝汤（《景岳全书》）：柴胡疏肝（白）芍（甘）草（枳）壳，川芎香附胁痛克。

橘皮竹茹汤（《金匮要略》）：橘皮竹茹呃逆找，党参甘草加（生）姜（大）枣。

炙甘草汤（《伤寒论》）（又名"复脉汤"《千金翼》）：炙甘草汤（人）参麦（冬）（阿）胶，（生）地桂（枝）火麻（仁）生姜（大）枣。

温经汤（《金匮要略》）：温经（当）归芍（药）桂（枝）（吴）茱（萸）（川）芎，（人）参阿（胶）丹（皮）（半）夏（甘）草（生）姜（麦）冬。

小青龙汤（《伤寒论》）：小青龙汤麻（黄）桂（枝）甘（草），五味（子）（干）姜（细）辛白芍半（夏）。

大黄牡丹汤（《金匮要略》）：大黄牡丹（皮）肠痈治，桃仁芒硝冬瓜子。

红藤煎（《中医方药手册》山西省中医研究所）：红藤煎用乳（香）没（药）（紫花地）丁，丹皮延胡（甘）草连（翘）银（花）。

定喘汤（《摄生众妙方》）：定喘苏（子）杏（仁）与麻黄，款（冬花）（黄）芩半（夏）（甘）草白果（去壳，打）桑（白皮）。

保和丸（《丹溪心法》）：保和消食山楂（神）曲，半（夏）陈（皮）（茯）苓（连）翘莱菔（子）愈。

固冲汤（《医学衷中参西录》）：固冲（生黄）芪（白）术（煅）牡蛎（煅）龙（骨），海螵（蛸）（山）萸（肉）（白）芍五倍（子）棕（榈炭）。

补阳还五汤（《医林改错》）：补阳还五（当）归（尾）（赤）芍（川）芎，桃（仁）红（花）（生）黄芪与地龙。

　　胆囊炎方（叶氏经验基本方）：胆柴（胡）（黄）芩半（夏）郁（金）木（香）军（大黄），热盛银（花）（连）翘板蓝（根）（蒲）公（英）。

　　银翘解毒汤：流脑银（花）（连）翘解毒汤，葛（根）（黄）芩丹（皮）（山）栀菊（花）（甘）草挡。用于治疗流脑。

　　银蝉玉豆汤（叶氏经验基本方）：银（花）蝉（衣）玉（米须）（赤小）豆肾炎邀，连（翘）（浮）萍（白）茅根（冬）瓜（皮）（车）前草。用于治疗急性肾炎。

　　4. 情景记忆法：两句七言律第三种组合，把其中 1 句七言律想象成场景或活动

　　逍遥散（《和剂局方》）：调肝理脾服逍遥，三白（白芍、白术、白茯苓）（薄）荷（甘）草当（归）柴（胡）烧（煨生姜）。
　　注：把第二句想象为"三把禾草当成柴烧"。

　　三仁汤（《温病条辨》）：三仁（厚）朴（白）通（草）（飞）滑（石）（半）夏来，杏（仁）蔻（仁）薏仁竹叶淡。
　　注：把第一句想象为：三个人"扑通"滑下来。第二句是对"三仁"品种的明确化，再加一味淡竹叶。

　　桑菊饮（《温病条辨》）：辛凉轻剂桑（叶）菊（花）饮，甘（草）桔（梗）芦（苇根）薄（荷）连（翘）杏仁（江阴方言读为 ning）。
　　注：把第二句想象为"柑桔、萝卜连着杏仁"。

　　荆防败毒散（《摄生众妙方》）：荆（芥）防（风）羌（活）独（活）风寒湿（江阴方言读 se），（川）芎前（胡）柴（胡）（甘）草（茯）苓枳（壳）桔（梗）。
　　注：把第二句想象为"胸前柴草把领子结起来"。

　　天麻钩藤饮（《杂病症治新义》）：天麻钩藤（桑）寄（生）（山）栀（黄）芩，（益）母（草）牛（膝）夜交（藤）茯（神）杜（仲）明。
　　注：把第二句想象为"母牛夜交，腹肚明露"。

　　补中益气汤（《脾胃论》）：补中益气（人）参（白）术（黄）芪，柴

（胡）升（麻）当归（炙甘）草陈皮。

注：把第二句想象为"柴价升过了当归，拿来炒陈皮"。

血府逐瘀汤（《医林改错》）：血府逐瘀四物（川芎、当归、生地、赤芍）用，柴（胡）枳（壳）牛（膝）（甘）草桔（梗）桃（仁）红（花）。

注：把第二句想象为"柴堆里的"牛草结着桃仁红花。

（江阴有方言将"柴堆"称为"柴置"，与"柴枳"谐音）。

蒿芩清胆汤（《重订通俗伤寒论》）：（青）蒿（黄）芩清胆枳（壳）（淡）竹茹，半（夏）陈（皮）（赤）茯苓碧玉（散）储。

碧玉散代替三味药（青黛、滑石、生甘草）。

注：把第二句想象为"半个城内储藏了茯苓碧玉"。

5. 简约归纳法一两句七言律的第四种组合，对药物组成较多的方剂，可用包含的小方子或将有同一个字的几种药物归在一起

藿香正气散（《和剂局方》）：藿香正气紫苏（厚）朴，二陈（半夏、陈皮、茯苓、炙甘草）（白）术（白）芷桔梗（大）腹（皮）。

天王补心丹（《摄生秘剖》）：三参（人参、玄参、丹参）二冬（天冬、麦冬）（当）归（身）（生）地（白）茯（苓），（酸）枣（仁）柏（子仁）远（志）桔（梗）五味（子）服。

升阳益胃汤（《脾胃论》）：升阳益胃（黄）芪六君（参、苓、术、甘草、半夏、陈皮），柴（胡）（白）芍（黄）连泽（泻）羌（活）独（活）（防）风。

（江阴方言："君"读为 jiong；"风"读为 fong）

双百保肺汤（叶氏经验基本方）：肺痨双百（部、合）双沙（南、北沙参）（天、麦）冬，海蛤散加白及功（劳叶）。适用于治疗肺结核。

6. 五言方歌

银翘散（《温病条辨》）：银（花）（连）翘荆（芥穗）（鲜）芦（根）（牛蒡）子，竹（叶）（生甘）草薄（荷）桔（梗）（淡豆）豉。

黄金白丹汤（叶氏经验基本方）：（田基）黄（郁）金白（花蛇舌草）丹（参）蒲（公英）。用于治疗慢性肝炎肝腹水。

总之，叶氏方歌为提高中医初学者的学习效果起到了积极作用。在整理本书之际，我们把它的编写特点献给大家，希望能够有所助益。

叶鉴芬整理

附 录

我的老师叶秉仁先生

1973 年，回城不久的我被当地政府分配去当中医学徒。我拿着卫生局给的介绍信，跨进了一家当地有名的医院。医院在县城的中心，是座深宅大院，紧贴着石板大街：石库门，青砖厅堂，落地花格长窗，天井，厢房……可能原来有好几进，但仅剩三进，都成了挂号室、诊室、药房、化验室、注射室、供应室等，最里面是一栋别致的两层小洋楼，那是住院部。我在这个医院中度过了六年的时光。

老师是当地有名的老中医叶秉仁先生。他当时六十多岁，肤白，头发胡子花白，对人特别客气，经常点头微笑，是大家所说的"大好人"。先生与我是同乡，且与我父母是世交，一口县城东乡话，听来十分亲切。所以，与先生交往，我从未有过半点的隔生。

叶老的医术很好。据说他早年毕业于上海中国医学院，长期在农村行医，在调到城里之前，是东南乡知名的好医生。他既能打针背药箱，又能开方子，是在临床上打拼过来的。叶老最善于辨病，常常能在一般的腹痛腹泻病人中发现肝癌、胃癌、肠癌等病。那时医院有个工友，恰好在唐山大地震期间，每天脓血便，按痢疾治疗未效，叶老一看，说是肠癌，后来果然死于此病。他对疾病的转归非常清楚。他负责的病人，绝对不会病死在他手里，发现蛛丝马迹，先生就及早做出处理，或转院，或会诊，或向病人家属说清道明。所以，即使病人死亡，家属对叶先生还是千恩万谢。叶老还有一手过硬的临床诊疗技术。他不仅能熟练进行胸腹腔穿刺，那些连护士都打不进的小儿头皮静脉针，先生竟然能一针见血！这都是叶先生早年在农村卫生院练出来的。后来因为先生手抖，也就不摸针筒了。

叶老的医德更是感人。我跟他抄方多年，从未看到他与病人红过脸。那年，先生负责创建中医病房。他不仅每天查房，晚饭后还要去病房转一转，和病人聊聊天。冬天查房，他听诊时常常先用手焐热听诊器，然后轻轻放到病人的胸口。有次，病房收住了一位老工人，大便几天不通，用药无效，先生竟然毫不犹豫，戴上手套，亲手为病人掏大便。其情其景，至今历历在目！

我跟叶老学医的第一天，就是坐在他旁边抄方。所谓抄方，就是先生口述配方，我抄录在处方笺上。中药药名虽多，但经常抄，也就慢慢记住了。那个时候，诊室里各种各样的病人都有，很多都是大病重病。这些病人都是我学中医的"教材"。先生看病时，常让我触摸病人的肝脏，那时常常发现肝脏边缘不整的肝癌病人。遇到心脏病人，先生会教我听心音。然后在纸上画一圆圈，圆圈中画一十字，给我讲心脏的结构和功能。先生对方剂很熟悉。遇到比较典型的用方，他就会教我他编的方歌。先生编的方歌，一般仅两句，且不拘泥于格律，只要记住顺口就可。至今我还记得逍遥散的方歌：调肝理脾服逍遥，三白（白芍、白术、白茯苓）荷（薄荷）草（甘草）当（归）柴（胡）烧（煨生姜）。开始我用先生的方歌，后来我也学着先生的方法自己编方歌，普通话、方言俚语，全用上了，形象诙谐，力求好记。比如小青龙汤方歌：黄（麻黄）白（白芍）干（干姜）细（细辛）小青龙，五（五味子）桂（桂枝）半（半夏）草（甘草）居当中。三仁汤方歌：三人（杏仁、蔻仁、薏苡仁）扑（厚朴）通（通草）滑（滑石）下（半夏）来。这样一来，兴趣大增，方剂能记住了，但是先生的方歌倒反而忘掉了，实在惭愧！

20世纪70年代初期，全国大搞中草药运动。先生积极响应，研究草药。他常用马兰根、板蓝根治疗感冒，用白槿花、马齿苋、望江南治疗痢疾，用马兜铃、鱼腥草治疗咳嗽吐痰；用白花蛇舌草、虎杖根治疗肝炎，用仙鹤草、墨旱莲治疗出血，用合欢皮、夜交藤治疗失眠，割人藤、猫爪草治疗结核，夏枯草、豨莶草治疗高血压，金钱草、海金沙治疗结石，白花蛇舌草、半枝莲、半边莲、八月札、蜀羊泉治疗肿瘤，鱼腥草、墓头回治疗带下等。先生说：政府有号召，我们必须响应。这些草药的效果平平，但先生还是老老实实地在临床使用，并不断摸索。后来，他竟然创制了几首草药方，代表者有银蝉玉豆汤（金银花、蝉蜕、玉米须、赤小豆、连翘、浮萍、白茅根、冬瓜皮、车前草，水煎服），主治急性肾炎。还有治疗乙型脑炎的银翘青板汤（金银花、连翘、大青叶、板蓝根），他也用来治疗流行性感冒。

　　叶老家与我家住得很近，下班后，我俩常常一路走，一路聊。路上先生和我讲得最多的就是如何和病人交流。他说当医生不要将话说绝，因为临床情况复杂多变，要多谨慎。他说周总理说过，人要活到老，学到老。做医生，就是要不断学习，学到老，还学不了。他也常夸我聪明，但同时又告诫我不能骄傲。我常常晚饭后就去叶老家。他会让我看他的笔记本。内容大多是按病种摘抄的临床报道和经验介绍，中医、西医均有，分门别类，用钢笔圆珠笔抄写，如蝇头小楷，非常秀美。

　　叶老健谈，尤其是他高兴的时候，常常谈他的往事。这些往事，几乎都与医有关。他讲过当年在上海读书时，有位调皮的学生将巴豆塞进糕点"蟹壳黄"中，结果让误食的同学大泻不止，说到此，他常常像孩子般地笑起来，好像回到了当年。他说对他学术思想影响比较大的事情，莫过于传染病的治疗。20 世纪 40 年代末，他刚从学校毕业返乡行医，适逢霍乱大流行，踌躇满志的他立即按张锡纯先生介绍的卫生防疫宝丹配制后分发给病人，但收效不理想，后来采用补液才活人很多。后来，又遇流行性脑脊膜炎流行，他先用白虎汤、葛根汤等治疗，但效果都不如磺胺类药，更不如青霉素。这对他的触动很大。后来，叶老笃志于中西医两法治病。最让先生骄傲的，也是他反复提起的，是 60 年代中期参与苏州地区乙型脑炎抢救小组工作的经历。当时，他不仅熟练使用酒精擦浴、氯丙嗪等物理及药物疗法，同时，他配制了抗病毒退热的验方银翘青板汤，并成功地使用平胃散解决了患儿的胃液潴留，用白虎汤治疗过高热等。因此，叶老受到了卫生行政部门的表扬，并将他调入县中医院。他常常对我说，学术无国界，治病在疗效。这是先生一生行医经验的总结。先生是极力主张中西医结合的，也是一生践行中西医结合实践者。

　　我在先生身边学了三年。满师的那天，叶老笑着说：从今天开始，要叫你小黄医生了！从此，我开始独立行医。我将先生的诊余医话整理成文，以《杂谈偶记》为题发表在当时声名显赫的《中医杂志》上。先生十分开心。后来，我考上南京中医药大学的研究生，每年回家，总去叶老家看望他。1988 年，先生不幸被撞，股骨颈骨折，从此卧床未起。反复高热、尿路感染，他开始逐渐消瘦。记得 1993 年春节，我回去看望叶先生。先生思维有点乱了，但还能认识我。他喃喃地说要去深圳，还要干番事业，他念念不忘的还是当医生！

这就是我的老师，一位可敬可爱的老医生。

南京中医药大学国际经方学院院长　教授　博士生导师　黄煌

医圣之道长存
——追忆岳父江苏省名老中医叶秉仁先生

1970 年秋某天，在宜兴工作的我请了假，回江阴看护生病住在澄江医院的母亲，突然听到病区里有人大叫："医生，快来……"我"本能"地奔了过去，发现病人神志不清，家属在旁哭叫，当时病人脉搏已摸不清，我当即为病人做胸部按压，并对随后到来的护士说"马上输液，用升压药和激素！"护士不认识我，我跟她说"我也是医生"，护士摸了病人的"脉搏"后马上就去办了……危象暂时好转。

不多久我遇到了刚从会场回来的管床医生，一位大约 60 岁左右的白发老人，他在表示感谢的同时，想听听我的看法。其实当时我仅是刚从南京医学院医疗系毕业 1 年多的小医生，谈不上什么临床经验，只是抢救时听病人家属讲到"有过产后大出血，一直没有恢复好"。我依稀想起在省人民医院实习时曾遇到过的类似病人，老师诊断"席汉氏综合征"。我初生牛犊，直说了自己的想法，没想竟受到了这位老医生的点头赞赏……春节回家，父母亲要我在家乡为我物色对象，说有亲戚来介绍了一位当中医的姑娘，就是那位管床医生的"独生女儿"。天下"巧事"多，这位老医生成了我的岳父。

结婚后，与岳父的接触自然就多了，我们的共同语言颇多，讲得最多的是"中西医结合"。岳父 1931 年毕业于上海中国医学院，不仅熟读了中医学经典，而且还学习了西医学的解剖、生理和病理等知识。在学校毕业后的行医过程中，岳父很早就体会到中西医结合诊疗的优越性，逐步形成了"学术无国界，治病在疗效"的认识。1946年在江阴华士抢救霍乱的临时"时疫医院"就独立管理病房，用中医汤药结合西医输液治疗144例，取得了存活133例的效果，获当地《正气日报》的赞誉（1986年10月江阴县卫生志办公室在收集资料时，从无锡市图书馆发现了该报道，发表于1946年9月30日《正气日报》第3版）。在多年的工作中他一直坚持"以中为主，中西结合"。"文化大革命"前曾任华士医院副院长，县里曾想以澄江医院为基础，逐步筹建江阴中医院，而在1966年春岳父被调到了澄江医院。

岳父反复强调："毛主席倡导中西医结合确实是至理名言，也是医务人员提高业务能力的重要途径，值得我们去好好探索"，并鼓励我："你倘能在钻研西医理论和手术技巧的同时，多了解一些中医知识，将来对你的工作肯定有好处。"

我在大学期间仅听过30多堂中医理论课，毕业时"慷慨地还给了老师"。当时全国正处大力提倡"西学中"的热潮中。1973年秋我报名参加了镇江地区卫生局主办的"西医离职学习中医"培训班，8个月的脱产学习让我对中医药有了许多新的认识。回到原单位，搞起了"中西医结合治疗外科常见病"的探索。1975年，我调回了家乡江阴人民医院，成了外科病房里最年轻的医生，思想上面临着"要不要搞中西医结合"的疑虑，岳父希望我在病房里开展"中西医结合治疗外科急腹症"的探索，但是我很担心工作中的各种困难，万一在新单位出了问题影响不好。岳父鼓励我不要怕，注意"五多"：多学习（相关的参考书）、多争取（领导支持）、多讨教（主任或老医生）、多沟通（争取家属配合）、多观察（病情变化）。并说："我长期在基层内科综合病房开展中西医结合，对这些病的非手术治疗积累了一些体会。你我虽然不在同一个医院，但我可帮你出主意。"岳父的鼓励给我壮了胆。在院领导的支持下，外科病区建立了中西医结合小组，由我负责具体管床。在工作中，我反复学习遵义医学院和天津南开医院介绍的经验（事实上，我在岳父房间里也发现他先前已看过这些书，难怪他会给我提出这个希望），开展了胆道感染胆石症、泌尿系结石、上消化道出血、溃疡病穿孔、阑尾炎、肠梗阻、急性胰腺炎等病种的中西医结合探索，制定了初步的实施方案。例如，在外科诊断的基础上，将急性胆道感染胆石症进行中医分型：以痛为主的"气滞型"、黄疸明显的"湿热型"、恶寒发热严重的"毒热型"、各型均立中药基本方，并确定了药物加减的基本原则。期间，岳父帮我出了不少主意，审视了中药的基本组方、加减用药、注意事项等。鼓励我大胆实践；对于胆总管结石、输尿管结石等，选择合适病例开展中西医结合的"总攻疗法"，争取通过排石加速病情缓解；注意"手术与非手术治疗"利弊间的平衡点……岳父家离我医院较近，因此我长期住在他家里，经常将病人的情况向他汇报商讨，既利于我合理把关，也利于我逐步提高中西医结合能力。

我在临床实践中采用了中西医结合、辨病与辨证相结合的诊疗原则，在同道们的共同努力下，取得了一些成功的经验，加速了病情的恢复，降低了急诊手术率（包括中转手术率），减轻了病人的痛苦，得到了许多病员和家属的好评；虽然工作中也遇到不少困难和挫折，但没有发生严重问题。总结的 6 篇文章，参与了省、地、县学术会议或书面交流。例如："中西医结合治疗胆道感染胆石症 54 例小结"收录于《江苏省中西医结合学术活动文选第二辑》（1977 年 4 月）。又如："中西医结合治愈葡萄球菌二重感染一例报告"发表于江阴县（现江阴市）科委、卫生局主办的《江阴科技医药卫生专辑》（1978 年第 2 期）。

中西医结合治疗外科急腹症的探索，对院内中西医结合工作起到了促进作用，也扩大了我院在县内，乃至苏州地区外科界的影响，部分兄弟医院还特地派出了医生来参观或短期的进修学习。后来，我们在设立重症监护病房（ICU）的条件下，对部分严重外伤感染导致多器官功能障碍（MODS）的病人，也取得了中西医结合抢救成功的体会。

岳父的精心指导，让我这位"西学中的学生"在中西医结合的道路上"搭上了顺风车"，既为众多病员解除了病痛或挽救于垂危之中，让中西医结合的理念更加深入人心；也锻炼了自己，1981 年我加入了中国共产党，并担任了外科副主任。

岳父在日常生活中给我留下的最深的印象是他业务上的刻苦钻研和工作上的鞠躬尽瘁。他在医学事业上绝不是一事一时的努力，而是一辈子的刻苦和执着。走进他的房间，书柜里和桌子上堆满了许多书和杂志，既有中医经典，也有西医名著；既有中医杂志，也有西医杂志；既有手写的中医资料，也有摘抄的西医文献。平时倘有学术活动，只要单位同意，总是尽量带着论文积极参与，比年轻人还起劲。有时他跟我聊聊年轻时的情况："当年学校毕业，初用中医中药治疗'春温'（流脑）得手，沾沾自喜，可待杂病前来，却穷于应付，真是'书到用时方知少'。遂又赴无锡名医门下，临证西医一年；并考入南京中央国医馆特别研究班，再钻研中医理论一年。随后悬壶家乡，思路方宽，承古纳新，医业渐兴，也更明白了'业精于勤'的道理。""多年来，诊务繁忙，只能充分利用早起晚睡来挤时间读书，'夏日赤膊坐帐避蚊夜读''摘录古今医粹百万余字'。岳父"自认多年的努力'虽牛步踯躅'，却持之以恒，得益匪浅"，还谈到了成功抢救一些危重病员的情况……联想到他平时的生活，除了上班、吃饭或外出，一有空就是坐在窗前看书或写材料，似乎脑子里一天到晚除了病人还是病人。古人云"书山有路勤为径，学海无涯苦作舟"确非无稽之谈，岳父在中西医学方面的渊博知识和一些独特的见解，首先就是源于他的刻苦攻读，联想到我自己，深觉不如，心生愧意。

老岳父在工作中，早出晚归饿肚子是常事，即使是周末也常到医院看望病员，有时吃了晚饭还到病房去看重病人，甚至就住在病房里以便巡视，真可谓是废寝忘食。在他一生中，不嗜烟酒、不好奢华、待人随和，但是对待病人却非常认真，特别是遇到危重病人，敢挑重担，绝不一推了之，如霍乱、流脑、乙脑、休克、中风、消化道大出血、肝硬化腹水、动脉栓塞性疾病等，他都是通过辨病与辨证相结合，从中西医两法中寻找最佳治疗方案，尽最大努力施治，成功抢救了许多危重病人，甚至使一些已经被别人认为"治疗无望"的病人挽救了过来，赢得了病人和家属的赞誉、也赢得了学生们的尊重和敬仰。快到80岁的那几年，还未办退休，除了出门诊，还是天天到病房，乐此不疲。若有病人找上门来看病，也总是热情接待，从不推诿。我曾提醒他"年纪大了，患有高血压病，不多休息休息？"他总是笑笑："多年来习惯了，高血压病可认真吃药……"

从本书收录的文章和大量案例中，不难发现叶老先生的刻苦攻读、中西结合、敢挑重担、实是为了更好地帮病人解除病痛或救人于病危之中，真可谓"鞠躬尽瘁为病人"。他之所以能评为省名老中医、省卫生先进工作者，并在群众中留下好口碑，绝非偶然。老岳父的所作所为也经常在无声中激励着我。如今岳父虽已作故 20 余年，我自己也已是七旬老翁，近 50 年来，我从一名普通的医科毕业生成长为市医院的学科带头人，在探索综合医院中西医结合方面、在医院开启心胸外科、体外循环心内直视手术、重症监护病房（ICU）等新项目中贡献了力量，并获省优秀医务工作者、立功奖章、无锡市劳动模范等奖励，首先要感谢党和人民的培养、各级领导及老师们的关心帮助，这其中就有老岳父榜样的力量和激励。几十年来，一想起老岳父就会马上想起他"鞠躬尽瘁为病人"的精神。1994 年，我两个还在学校读书的儿女看到外公追悼会上的实况情不自禁地说："今天的追悼会好隆重！市里专门成立了治丧委员会、省卫生厅、无锡市、江阴市许多部门、卫生系统及本单位来了那么多领导，社会名人和群众，送了那么多花圈；卫生局领导亲自致悼词，给外公很高评价，肯定是外公为人民做了许多好事，留下了良好的社会影响。"我当即也鼓励他们，要以外公为榜样，将来做一个有益于人民的人。

　　20 世纪 90 年代中后期，我在业务副院长岗位上，在落实上级"建立优秀中医科""综合医院里开展中西医结合工作"等方面，取得了较好的成果。这使我又想起了已故老岳父的话："多了解一些中医知识，将来对你的工作肯定有好处。"仔细品味，这句话确非故弄玄虚，而是根基于对中医学忠诚和坚信的真心写照，也是对中西医结合优势和前景的科学评价。

　　岳父"鞠躬尽瘁为病人"的医圣之道、"救死扶伤为己任"的从医之道、"融通中西医学"的开放之道、"勇于实践新医学"的创新之道、"刻苦钻研实事求是"的科学之道、"尊重他人善待同道"的为人之道、"不厌其烦循循善诱"的为师之道……都为我树立了良好的榜样，20 多年来，他的音容笑貌、谆谆教导，行为举止依然经常出现在我脑海之中，"鞠躬尽瘁为病人"的精神一直长存于我心间。

　　在纪念叶老先生诞生 110 周年到来之际，我和家人、后代一定要好好缅怀先人，继承遗志，发扬精神，更好地为人民服务，为伟大祖国的发展贡献力量。

原江阴市人民医院业务副院长、主任医师　陈祥生

学术无国界治病在疗效

——纪念叶秉仁先生诞生 110 周年

2017 年的今天，叶秉仁先生逝世已 23 个年头。这些年，叶老的音容笑貌、亲切和蔼的话语、低头沉思分析病情时的神态、对中医经典原著的娓娓解读、举手投足诊疗的那一瞬间……至今仍清晰地记忆在我的脑海之中。他是一位伟大而平凡的中医；他是一个满腹经书而脚踏实地的医圣；他是一个至高无上而谦虚谨慎的学者；他是一个受人尊重而又似慈父般的老师。他一生救人无数，积累了丰富的学术经验；他将中西医融会贯通，并在临床上运用到极致；他是老一辈名中医中又能上急诊一线，既上得了门诊，下得了病房的为数不多的中医实干家。他以病人为中心，以救人疗效为目的，在临床上以精湛的中医理论结合西医学的检测诊断，优选最佳治疗方案；他一贯坚持"学术无国界，治病在疗效"的理念，道出了一个医者朴实无华的真谛，构筑了创建祖国新医学的灵魂，也从此给予了我创新的源泉。

一、师生相识相逢的日子里

1977 年 2 月，我从南京中医药大学毕业，与同道一起来到叶老门下。那时"文化大革命"刚过，各种职称荣誉尚未到来，但叶老早已名扬遐迩，求医者门庭若市，先生没有一天是正常下班午餐的。我们跟着先生抄方，逐步帮着先问诊写病历，让先生复诊；后来连处方也开好了，让先生修改批示。遇到疑难重症，更是踌躇满志，正好向先生学习。记得江阴南闸有位中年男子，久病中等度发热不退，西医各项检查无明确诊断，我采用"甘温治大热"之法，在辨证论治处方中重用黄芪，得到叶老支持和鼓励，三剂药后复诊已无发热，症状基本消失。还记得有位农村来的男性病人，腹泻不止已有数月，我用四神丸方加石榴皮、罂粟壳收涩，得到叶老赏识，病人服五剂药后症状消失。印象深刻的还有一男子 25 岁，风湿性心脏病栓子脱落阻塞于右下肢数天，该下肢冰冷、紫暗，西医已让病人作好截肢的心理准备，我们在叶老的指导下，采用大量温经活血化瘀通络药，方中桃仁、三棱、莪术等用药量特别大，煎好药后，分多顿少量频服，24 小时监护病人，四天后病肢回暖，最终完全恢复后完婚。类似治好病人的情景，常与先生一起分享着喜悦。是老师的承担，让我们敢闯；是老师的把控，让病人康复。叶老带有中医学徒，还有实习生、进修生，老师一边看病，一边讲解，从来是不厌其烦，举一反三，循循善诱。这种待病人热心、对学生耐心、诊治疾病细心、处处一丝不苟的精神，每时每刻为我们树立了榜样。

二、肩负重任创建中医病房

江阴市中医院于 1976 年在澄江镇卫生院的基础上挂牌建立（卫生院在新中国成立初期是澄江镇中医联合诊所），当时医院内已设立西医内外妇科病房。门诊有 5 位老中医坐诊，叶老是首位也是唯一担任创建中医病房的名老中医。病房一开张，不仅收治中医门诊病人，同时也收治西医门诊收住院的病人。病房里经常收到急危重症，叶老都亲临一线救治。当时病房条件差，中医病房没有医生值班室，叶老总在楼梯下的被褥仓库里，架起一张行军床（像担架那样宽），通宵达旦观察和监护重症病人，我们目睹许多重病人被他从死亡线上拉了回来。他的诊断治疗无论从中医辨证，还是西医检查诊断治疗，都让中西医生心悦诚服。我们跟着叶老用参三七、白及、大黄研末吞服治疗上消化道出血；抢救食道静脉破裂大出血时，一边用三腔管压迫止血，一边用中药辅助治疗；用参附汤抢救心力衰竭病人；用甘遂、芫花、黑白丑、大黄、沉香研粉末治疗肝硬化腹水，目睹了一些用西药三联利尿剂不起作用的顽固性肝腹水，在叶老治疗下，腹水消退，恢复正常。叶老出神入化的治疗效果，使我们惊诧不已，给了我们学好中医，坚持中医药为主治疗的信心和勇气。叶老视病人为亲人，全心全意为病人，医德高尚，医术高超，深深地感动着周围的每个医生和病人。中医病房从 20 张床位扩大到 50 多张，从一个病区增加为几个病区，叶老是开路先锋，为中医院的发展描绘了浓浓一笔。

三、学术无国界，治病在疗效

叶老出生于华士中医世家，为叶氏第十二世，早年毕业于上海中国医学院，从师过名医，进过中央国医馆，中医功底深厚；后又进修过西医，长期在基层一线工作；在流脑、乙脑、肝炎等疫病救治中，叶老均发挥了地方名医的作用，亲临一线，投入其中。新中国成立初期，由于家庭因素，放弃了进中国中医研究院工作的机会，悬壶乡里，诊余手不释卷，善于学习总结，理论联系实际。针对叶老兼通西医，有些人会质疑他姓中还是姓西？叶老总是淡然一笑，他说："学术无国界，治病在疗效。""对于病人，只要能够治好他的病，就应该选用最佳治疗方案去救治。尤其是急危重症病人，不能说我是中医就放弃西医学的先进手段去救治；同样，许多急诊、慢性病，西医不能因为不懂中医药而排斥中医。"某种病某个阶段，用哪种方案治疗，融通中西医的叶老，水平很高，我跟师 12 年，从未见过病人在他手上误诊和延误病情，叶老非常谦虚，对于一些专科病人，他时常会向相关医生讨教；在医院检测诊断能力有限的情况下，他总会将病人转到上海、苏州等地去检查确诊。凡是西医治疗比中医快速的、效果好的疾病他都采用或交西医手术等治疗。想起多年前，我在广州参加全国中医药科技大会，科技部万钢部长有句话让我记忆犹新，他说："中国缺少原始创新，中国的中医药如能与现代科学技术融合成新医学，那就是中国的原始创新，这将是对人类新的贡献。"这句话含义深刻，中医数千年的经验积累有着原创的优势，加上现代科学技术的融合，从每一个病、每一个症上进行突破，就像屠呦呦突破青蒿素治疗疟疾一样，每一项突破都是世界性的。我们的叶老，早就有先见之明，以开放的态度和包容的精神，接纳西医学之长，默默地成为祖国新医学的伟大实践者，后人踏着叶老的足迹践行必能出真果。

四、博采众长，集中医治法于一身

叶老不仅将传统中医药与西医学相汇融，还在中医汤药治疗为主的同时，开展多途径中医诊疗。针对不同病情或用穴位封闭，或用耳针埋穴，或用电针，针灸是我们最常用的装备，这与分科后的中医各管一科（针灸是针灸科医生做的治疗）的情况截然不同。有一次，病房收了一位尿毒症女病人，叶老叫家属从乡下弄来新鲜毛茛，捣烂后敷内关穴进行发泡外治，取得了明显疗效。叶老在教会我们抽胸水、腹水、插胃管、作鼻饲等西医操作的同时，更多的教会我们各种中医治疗手段，让我们尝试了中医的独特临床疗效。在叶老带领下，我们大胆地治愈了许多重症。记得有位40多岁的男性病人，肺结核多年肺纤维化，人瘦得已无法肌肉注射，内服利福平也因药物反应而停用，西医无法治疗后转入中医病房，病人吸氧端坐呼吸，稍动即气急而促，食欲极差，中药也因汤剂量大而无法饮入，叶老带我们采用大量西洋参、冬虫夏草等研末炖服，病人病情逐步好转，1个多月后出院调治，这位从死亡线上活过来的病人又正常生活了10多年。除了我们周围可以看到的病人，还有许多远道而来的病人，都是躺着来走着回去的。这让我们见识了中医多种治疗的疗效，不局限于一方，还有很多的治疗方法和手段，中医的综合治疗同样是当今值得推崇和提倡的。

五、一日为师，终生难忘

我虽不是明文的叶老继承人，但叶老说我们比师生情更深。叶老永远是我心目中敬重的老师。叶老医术精湛，但从无一点架子，更无半点学霸的武断言行，即使是对我们初出道的小医生，也是尊重有加，善于倾听我们的意见和建议，在工作中为我们遮风挡雨。初建中医院，我提出年轻中医分专科钻研，以集中了解本专科领域传统中医的各家之长，以及西医学的专科诊疗知识。叶老听后立即支持，我表示带头尝试，先搞肾病专科，需要回母校图书馆查阅既往所有的中医学术论文及科研进展，叶老随即同意前往，并且告知我整理好了可出一篇综述文章。我带着叶老的嘱咐，啃着干粮，从图书馆开门到关门，连续几天摘录了数百篇论文摘要，满载而归。没几天"原发性肾小球肾炎治疗近况（综述）"的文章写了出来，叶老高兴地表扬我："这是你的第一篇处女作，今后还要多多善于学习和总结。"在这过程中处处感受到老师对我的辛勤培育，并且指点了迷津：做研究首先要调查研究，要总结学术前沿经验，要站在前人的肩膀上，比常人更进一步。通过整理，我将中医治疗肾小球肾炎的大法归纳为11大类，文章发表于《浙江中医杂志》上。

治疗肾炎的辨证大法，万变不离其宗都掌握在心中，然后学习肾病相关的西医学知识，将其在专科中融会贯通，各取所长，使中医院第一个开诊的肾病专科中医特色明显，疗效显著，体现中西医两条腿走路，终将比一条腿走得更快。

在医学上是这样，做其他科研也是如此。我之所以在日后承担了10多项国家级课题及项目，并获得国家科技进步二等奖，省科技进步一、二、三等奖，成为享受国务院政府特殊津贴的专家，这与我的恩师给我的启蒙创新思维是绝对分不开的。先生在天之灵有知，你的学生事业有成，为你争气，为中医药争光，一定会含笑九泉的。

缅怀叶秉仁先生，要学习他潜心中医，刻苦钻研，精通古籍，融通中西医学，勇于临床实践的创新精神；学习他崇高医德，视救治病人生命为己任的为医之道；学习他宽容待人、善待同道、尊重他人的高尚品格；学习他开放包容，实事求是的科学态度。现在正面临国家重视发展中医药的大好机遇，我们更应以叶老为榜样，遵循中医药的自身特点和发展规律，掌握和运用现代科学技术，将现代先进的诊疗方法与内容融入中医运用过程中，借助现代科技的翅膀，让中医药翱翔全球，为人类健康做出更大贡献！

国家科技进步二等奖获得者、原江阴天江药业董事长　周嘉琳

春风化雨忆良师

1983年岁末，由江阴卫生局调我至江阴中医院工作，明确为叶秉仁老师学术传承人，协助整理其学术经验。对于叶老，我早有耳闻，他出生于中医世家，学识渊博，是一位既精通中医理论，又能通晓融洽西医知识的中西医结合高级人才。我随叶老多年，不仅学到了他运用中医辨证论治救治内科危急重症和疑难病症的经验，还学到了不少西医学知识和急救方法，庆幸难以言表。

一、秉性仁厚，利济疾苦

其名秉仁，即秉性仁厚之意，是专为悬壶济世，体恤苍生而取的，他在漫长的行医历程中，一直为此砥砺而前行。叶老常说：当一名好医生不仅要有精湛的医术，而且要具备高尚的医德，这就是医者对病人应该有一颗赤诚之心。他谨遵古训："医人不得恃己所长，专心经略财物，但作救苦之心。"他是这样说的，也是这样做的。他常讲述在新中国成立前行医时，诊金从不计较多寡，贫病不收分文。若遇瘟疫流行等重危急疾，从不乘人之危，不图私利。新中国成立后历次工改调资时，常主动谦让，不计个人利失。现在忆及与他共事之际，其谦逊敦厚之态，常浮现眼前。而对待病人，则不问其地位高低、贫富及老少美丑，均一律平等看待，笑容可掬，视其为亲人。记得遇一年逾八旬老妪住院，大便半月不解，时时临圊，烦躁莫名，灌肠导泻均未见效。因燥屎阻于直肠，药从口入，鞭长莫及，且年高体衰，不任猛攻，此时他毫不犹豫戴起医用手套，抠出结粪盈盆，奇臭难闻，病人诸症顿释，欣喜异常。此景此情，历历在目。叶老常教导我们，只要对病人有利，我们均要倾心尽力而为之，这就是一个医生的天职。

叶老于同事之间的谦逊好学，团结协作之举，亦堪为典范。作为从旧社会过来的人，视"文人相轻""同行必妒"之恶习，不足为取，他提倡大家互学互鉴，携手合作，科室之间、病区与门诊之间、老少之间，创造一种亲和的氛围，工作之暇，不是互相揭短，而是共同探讨医学真谛。于此我是得益颇深的。

二、精中通西，勇于探索

叶老从医近 60 年，早年深受中西汇通之影响，泯中西门户之见，取中西之长，补其所短，提出"学术无国界，治病在疗效"的主张，是其一生临床生涯高度概括和重要见解。在临床上以识病为本，辨证为用，病证结合，标本兼治为指导，坚持中医优势病种能中不西，疑难病种衷中参西，急危重症中西结合的治疗原则，这在目前中医临床上还是有其重要指导意义。故能学贯中西，医技精湛，博采众长，取效卓著。

中医之基础理论研究，是每位临床医生较少问津的研究学科。叶老在长期的临床实践中，对中医基础理论能不断探索，深入研究，不断总结，这种精神是难能可贵的。早在 20 世纪 70 年代，叶老对中医有关脏腑学说中三焦实质之探讨，尤为受同道的关注和赞赏。古代对三焦之功能的描述尚为详尽，而对其解剖形态及生理病理特点，因受其历史条件限制，记述颇受历代医家争议。叶老从大量古籍文献记载，结合西医学对照分析，并通过自己长期的临床实践，大胆提出三焦的实体和病理改变与淋巴系统近似，主要表现在水液代谢和营卫气血的失常。其理论能有效地指导温病卫气营血的辨证治疗，在杂病方面，诸如风水、咳喘水肿、鼓胀、悬饮等疾患，运用三焦水液代谢失常的机理，使用疏通三焦的方法指导治疗，取效显著。这些都基于三焦理论的启发有关，其详情论述已由其和同道合撰"三焦初探"一文中记叙和发表，这对传统的中医认知有了更深层次的发挥，并对中医基础理论进一步指明了研究方向。

三、临床磨砺，理通法明

叶老经过近 60 年的临床生涯，积累了丰富的临床经验，尤擅长时疫温病、肾病、肝硬化、冠心病、脾胃病等急慢性疾病的治疗，疗效显著，名噪遐迩。

1. 抢占急症领域，扩大中医治疗阵地

叶老认为，中医在近年的治疗范围方面有所萎缩，主要表现在急症阵地的丢失，而抢占在急症领域内中医优势病种的诊治尤显刻不容缓。他一生对乙脑、流脑、霍乱、毒痢等急性传染病的治疗总结了一套宝贵的临床经验。自拟银翘青板汤加大剂清热解毒药治疗乙脑，使不少病人转危为安，尤对石膏的应用有独到经验。叶老认为石膏有直入肺胃之功，先捣其窝巢之害，不使暑热有燎原之势。具体应用上应掌握在疾病初期在于透热出表，用量不宜过重，以免抑制透发之机；虽现苔白，口不渴，可配以薄荷等透达之品，佐其疏解；合甘草和中，更能提高清热疗效；病期中如热稍衰，但脉不静者，仍可用该味；如夹湿者，需权衡用量，不使湿遏热伏……这些告诫均为经验

之谈。对出现昏迷、惊厥、呼衰等危重证候的处理，更需另辟蹊径，出奇制胜。对流脑的治疗，运用清瘟败毒饮合自拟方银翘解毒汤大寒解毒，气营双清，切合流脑病理本质。叶老强调对于这些急性传染病的救治，能予中西结合治疗，更能提高疗效。对照近年对非典、禽流感等传染病的中西结合治疗成功经验的报道，更揭示了中医药学具有深厚的理论沉淀和实践积累，融合中西医，携手造福人类，这是时代赋予我们的要求。

2. 中西医有机结合，切实解决临床疑难沉疴

叶老反复强调一个好的中医临床医生，不但要有坚实的中医基础，而且要通晓西医学知识，这样才能争取治疗上的主动权，才能巩固和发展中医的临床疗效。而中西结合，绝不是中药加西药的简单重叠凑合，而要对疾病发展过程中，做到深层次的有机结合。

在乙脑并发胃潴留的治疗过程中，病人出现神志昏迷，腹胀呕吐，舌苔白腻，脉濡数，鼻饲流汁及药液从鼻饲管中反流而出，在这一病变发展过程中，病情危笃，治疗颇为棘手。叶老于此认为应发挥中医优势，细辨为暑湿犯中，脾胃升降运化失常，而致中阳困遏，水湿停聚而致，拟平胃二陈汤鼻饲进药，收到意外疗效。并提出在治本的同时，决不能忽视治疗消化道功能紊乱的重要价值。

对顽固性肝硬化腹水的处理，使用消水丹（由甘遂、黑白丑、琥珀、沉香组成）逐水治标，健脾调肝治本，结合对症支持疗法，挽救了不少晚期病人，延缓了疾病的进展。对于这些疑难沉疴不同病程的救治，灵活运用了中西医有机结合的治则，标本兼治，收效满意，确为万举万当之策。

3. 师古立新，创制验方

叶老认为："勤总结，善思考，是每一个成功者的共同经验。"他推崇经典，博览群书，对经典理论和古方应用均能精研覃思，而师于古亦创于新，这是我们的事业立于永远不败之地的有力保证，也与"与时俱进"的时代精神颇为合拍。叶老既能继承古人经验，又不断拓展发挥，唯善是从，崇尚实效。经过多年的临床经验，总结出不少临床行之有效的经验方。如银翘青板汤治疗乙脑；银翘清解汤治疗流脑；二苋清肠饮治疗菌痢；银蝉玉豆汤治疗急性肾炎；黄金白丹汤治疗乙肝；消水丹逐肝硬化腹水；三金虎石汤加减治

疗泌尿系统结石；双百保肺汤治疗肺结核；桑菊降压汤治疗高血压病、高脂血症等等。这些临床上行之有效验方，吾辈一直沿用至今。

四、甘为人梯，杏林薪传

为使中医事业后继有人，叶老励志发扬光大中医学。曾多次参与省市各类学习班授课，将自己的宝贵经验毫不保留地传授给年轻一辈。先后带教学生百余名，无私传授，孜孜汲汲，诲人不倦，提携后学，不遗余力，毫无门户之见，无论是师门弟子，还是进修学生，均视同己出。这么多年，他授业恩重，不知有私，倾囊相授，每问必答，答必详尽。这些学生目前均活跃在医疗、教学、科研第一线，成为中医事业的栋梁之材。这一切既缘于他年轻时的梦想，缘于他对中医事业的信念，更缘于他对"大医精诚"精神的体悟与践行。

值此叶秉仁老师诞生 110 周年之际，就其经验鳞爪，撰此短文，以示缅怀。

江阴市中医院主任中医师　张馥南

在叶秉仁先生追悼会上的悼词
江阴市卫生局孙耀祥局长代表治丧委员会致悼词

各位领导、同志们：

今天，我们怀着万分悲痛的心情哀悼江苏省著名老中医，全国中华医学学会会员，省卫生先进工作者，江阴县（现江阴市）劳动模范叶秉仁先生！并向叶秉仁先生的亲属表示亲切的慰问！

江阴市中医院主任中医师叶秉仁先生，长期卧病，突发心力衰竭，救治无效，不幸于 1994 年 9 月 22 日 2 时 17 分逝世，享年 86 周岁。

1908 年，叶秉仁先生出生于江阴市华士镇，1931 年毕业于上海中国医学院；1935 年春从师无锡闽籍名医魏矗观；同年冬被录取为南京中央国医馆特别研究班研究员，攻读钻研中医经典，结业后悬壶乡里；1947年，又赴无锡医事人员讲习班进修西医1年；1949年6月，组建江阴县（现江阴市）华士人民诊疗所；此后，在华士中心医院、华士地区医院、澄江卫生院、江阴县（现江阴市）中医院从事临床、教学和医籍管理工作。曾任江阴县（现江阴市）中医师公会华士区办事处主任，华士人民诊疗所副主任，华士中心医院和地区医院副院长，江阴县（现江阴市）卫生工作者协会华士区分会副主任、主任，苏州地区医学会理事，江阴县（现江阴市）医学会常务理事，系江阴县（现江阴市）第三届各界人民代表会议代表，江阴县（现江阴市）第二届、第八届人民代表大会代表，华士镇第二届人民代表大会代表和人民委员会委员，江阴县第五届政协委员，1978年获省卫生先进工作者称号；1982年获江阴县劳动模范称号。

叶秉仁先生造就于中医高等学府，钻研经典著作，并得名师指导，中医理论娴熟，又兼通西医，学术造诣深厚，行医近60年，临床经验丰富，技艺精湛，德高望重，名扬遐迩，1978年被定为江苏省名老中医；1981年晋升为主任中医师，在省内外享有很高声誉。叶秉仁先生的业绩列入了《中国当代医学家荟萃》和《当代中医名人志》。

叶秉仁先生的一生是严谨、谦逊、勤劳的一生，是全心全意为人民服务的一生，他治学严谨，锤心诣志，虽熟读"四大经典"，仍虚怀若谷，钻研技术，精益求精，诊余以读书为乐，手不释卷，并收集杂志资料和民间方药，广摭笔记达百万字，授徒带教，无私传授，言传身教，孜孜汲汲，循循善诱，诲人不倦，相互切磋，教学相彰，先后培养中医骨干百余名，有的已成为高级中医……

叶秉仁先生摒除门户之见，认为"学术无国界，治病在疗效"，故学参中西，善以西医辨病与中医辨证相结合，博采众长，融会贯通，验证筛选，提高疗效，是江阴中医界实行中西医结合之先驱，以治疗时疫，急性热病和心、肝、肾疑难杂症见长，尤其在70年代，运用中西医结合的方法抢救"乙脑"病人，疗效显著，挽救了许多儿童的生命，并减少和避免了后遗症。他毕生致力于继承和发扬中医学遗产，曾参加江阴县（现江阴市）中医简明教材《中医学简编》和《老中医医案选编》的编审工作；发表和交流学术论文20余篇，部分医案载入《老中医医案选编》。为了创建江阴县（现江阴市）

中医院，使其成为江阴中医临床、教学、科研的基地，叶老奔走呼吁，献计献策；为办好中医病房尽心竭力，进行了有效的研究和探索，为振兴江阴中医，发展江阴的医学卫生事业做出了卓越贡献。他谦虚谨慎，平易近人；言行一致，表里如一；尊重同道，团结同志；宽以待人，严于律己；数十年如一日，克己奉公，兢兢业业；爱护集体，从不计较个人得失。在临床上，他医德淳厚，对病人认真负责，一丝不苟，不论贫富贵贱，一视同仁；不论春夏秋冬，任劳任怨；不论白天黑夜，废寝忘食，随到随诊，随叫随诊，虽年逾古稀，身怀多种疾病，仍孜孜不倦，救死扶伤，急病人之所急，痛病人之所痛，亲自抢救危重病人，夜以继日，不辞劳苦，甚至长达半月之久，屡次从死亡线上夺回病人的生命，为了解除病人的疾苦。他还坚持开展家庭病房，走巷串户，送医送药上门，把困难留给自己，把方便带给病人，用自己的实际行动实践了全心全意为人民服务的心愿。

叶秉仁先生的一生是勤奋的一生，奉献的一生，高尚的医德医风，精湛的医疗技艺，深受广大群众的敬佩和爱戴，堪称广大医药卫生人员的师表，广大病员群众的良医。他的逝世，是我省我市中医事业的一大损失。今天，我们沉痛哀悼叶秉仁先生，要继承他的遗志，化悲痛为力量，学习他为医药卫生事业献身的革命精神；学习他全心全意为人民服务的高尚品德；学习他严谨治学的求实态度；学习他刻苦勤劳的优良作风，发扬"人心齐，民心刚，敢攀登，创一流"的江阴人精神，深化改革，忘我工作，为振兴中医中药，建设和发展社会主义卫生保健事业，为振兴江阴，建设江阴，繁荣江阴而努力奋斗！

叶秉仁先生，安息吧！

叶秉仁先生治丧委员会

一九九四年九月二十四日